KB197394

굽은 목, 굽은 어깨, 굽은 허리
한 번에 펴주는
초간단 스트레칭

누운 김에
스트레칭

시라이 텐도 지음 | 조사연 옮김

흐름출판

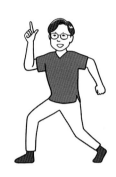

안녕하세요. 일본 오사카시에 있는 니시스미노에 정체원(整体院)의 원장 시라이 텐도입니다.

니시스미노에 정체원은 지역 유일의 척추관 협착증, 요추미끄럼증(척추전방전위증) 전문원으로 지금까지 많은 환자를 치료해 왔습니다(척추관 협착증은 척추 내부를 통과하는 신경 통로인 '척추관'이 좁아져서, 요추미끄럼증은 허리뼈 위치가 틀어져서 통증이 생기는 질환입니다).

저를 찾아오는 환자들은 대부분 심한 요통과 다리 저림을 앓고 있습니다. 그중에는 통증이 심해서 200m밖에 걷지 못하는 70대 환자분도 계셨습니다. 다른 곳에선 "수술만이 유일한 치료 방법"이라고 말할 정도였던 이 환자분은 저희 정체원에서 시술을 받고, 가르쳐드린 체조도 꾸준히 한 결과 무려 6km나 걸을 수 있을 만큼 호전됐습니다.

제가 하는 치료는 증상을 일시적으로 누르는 대증 요법이 아닙니다. 통증과 저림의 근본 원인을 찾아내 증상을 완화하는 방법입니다. 저희 정체원에서 시술을 받고 요통과 저림 증상이 호전된 환자는 모두 10만 명이나 됩니다.

이렇게 말하면 "새우등을 치료하는 책을 왜 척추관 협착증 전문원 원장이 쓴 거지?"라고 고개를 갸웃거리는 분도 있지 않을까 싶네요.

혹시 여러분은 새우등과 척추관 협착증이 전혀 무관하다고 생각하나요?

그렇지 않습니다. 제가 진료한 척추관 협착증과 요추미끄럼증 환자 대부분은 새우등이었습니다. 새우등 때문에 척추관 협착증이나 요추미끄럼증이 생긴 사람도 있고 반대로 척추관 협착증이나 요추미끄럼증 때문에 새우등이 된 사람도 있었습니다. 새우등인 사람은 척추관 협착증이나 요추미끄럼증 예비 환자라고 해도 과언이 아닙니다.

또 새우등은 두통이나 위장 장애, 고질적인 어깨결림과 요통과도 관계가 깊습니다. 새우등은 방치하면 몸 여기저기에 불쾌한 증상을 일으키는 골치 아픈 질환인 셈이지요.

따라서 새우등을 대수롭지 않게 생각하거나 방치해서는 안 됩니다. '새우등인가?' 하는 의심이 들면 되도록 빨리 교정하는 게 좋습니다.

나이가 들어 변형된 새우등은 고치기 힘들 것 같나요? 둥글게 말린 등은 뼈가 변형된 것이라서 원상태로 되돌리기 힘들다고 생각하나요?

그렇지 않습니다. 이 책에서 소개하는 스트레칭은 딱딱하게 굳은 근육을 풀어주고 혈액 순환을 촉진해 결과적으로 척추의 둥글게 말린 부분을 교정합니다. 스트레칭을 계속하면 굽은 등도 교정할 수 있습니다. 게다가 모든 운동은 누워서(또는 앉아서) 딱 1분, 한 달 정도면 충분합니다.

준비물은 수건과 페트병 단 두 개입니다. 누구든, 심지어 고령자도 할 수 있을 만큼 간단합니다.

새우등을 고치면 외모도 달라집니다. 등이 굽으면 기운이 없고 나이 들어 보이기 마련이지요. 또 항상 움츠린 자세로 지내면 뇌가 '우울한 상태'라고 인식해 사고가 자꾸 부정적인 방향으로 흘러갑니다. 반대로 등을 쫙 펴면 열 살은 더 젊어 보이고 생각과 기분도 긍정적으로 바뀝니다.

이 책에서는 새우등으로 인해 발생하는 요통과 다리 저림을 개선하는 스트레칭도 소개합니다. 앞서 말씀드린 것처럼 저는 지금까지 10만 명이나 되는 환자의 통증과 저림을 개선한 경험이 있습니다. 환자에게는 내원 치료와 더불어 집에서 할 수 있는 통증 예방 차원의 스트레칭도 가르쳐 드리고 있습니다. 이 스트레칭은 새우등 때문에 발생하는 고통스러운 증상에도 효과적입니다. 당장은 통증과 저림 때문에 힘들지라도, 스트레칭을 꾸준히 하면 나아진다는 믿음을 가지고 도전해 보기 바랍니다.

보통 '새우등'이라고 뭉뚱그려 말하지만, 사실 새우등에는 3가지 유형이 있습니다.

등이 둥글게 말리는 굽은 등, 스마트폰 과다 사용 등이 원인인 굽은 목, 허리가 구부정해지는 고령자 특유의 굽은 허리입니다. 유형에 따라 교정법도 다릅니다.

우선 자신이 어떤 유형인지 체크해 봅시다. 그리고 유형에 맞는 스트레칭을 해 보세요.

새우등의 근본 원인은 무엇일까요? 똑바로 서 있을 때, 앉아 있을 때, 스마트폰을 볼 때의 자세가 나쁘기 때문입니다.

스트레칭으로 새우등이 호전돼도 나쁜 자세를 계속하면 재발하고 맙니다. 이 책에서는 일상생활에서 주의해야 할 자세에 대해서도 설명하고 있습니다. 그중에는 맥없이 앉아 있으라는 둥 벌렁 드러누우라는 둥 조금 의외라 여겨질 만한 조언도 있습니다.

이번에 여러분을 대표해 유형별 스트레칭을 해주실 분들은 네코타 씨 가족입니다. 여러분도 네코타 씨 가족과 함께 몸을 쭉쭉 늘려 보세요.

스트레칭으로 굽은 등이 펴지면 외모도 젊어지고 건강하고 활기찬 하루하루를 보낼 수 있게 될 것입니다.

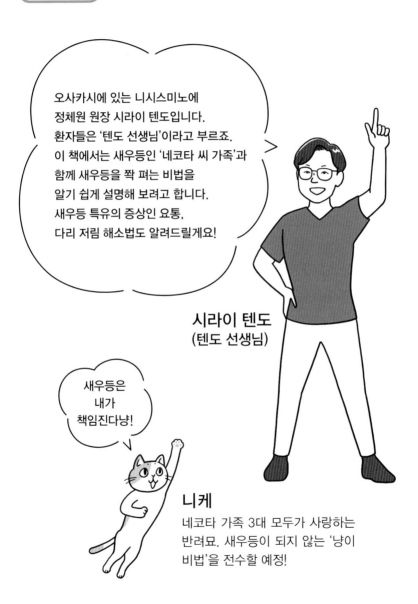

오사카시에 있는 니시스미노에
정체원 원장 시라이 텐도입니다.
환자들은 '텐도 선생님'이라고 부르죠.
이 책에서는 새우등인 '네코타 씨 가족'과
함께 새우등을 쫙 펴는 비법을
알기 쉽게 설명해 보려고 합니다.
새우등 특유의 증상인 요통,
다리 저림 해소법도 알려드릴게요!

시라이 텐도
(텐도 선생님)

새우등은
내가
책임진다냥!

니케
네코타 가족 3대 모두가 사랑하는
반려묘. 새우등이 되지 않는 '냥이
비법'을 전수할 예정!

'새우등' 때문에 고민인 네코타 가족

네코타 슈리

제조 회사 홍보팀에 근무하는 30대. 노트북으로 업무를 보는 데다가, 여가 시간에 주로 스마트폰을 보기 때문에 목과 어깨결림, 일자목으로 고생 중이다. 스마트폰으로 영화나 드라마를 볼 때가 제일 행복하다.

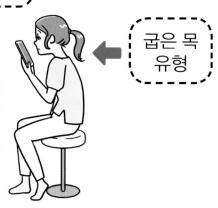

굽은 목 유형

굽은 등 유형

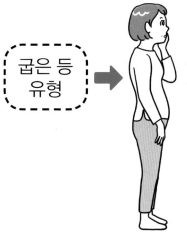

네코타 세나미

슈리의 어머니. 부동산 회사의 인사·총무팀에 근무하는 50대. 어느 날 거울에 비친 자기 모습을 보고 '언제 이렇게 등이 굽었지?'하고 놀랐다. 요통, 어깨결림 때문에 걱정이 많다.

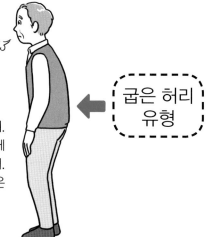

굽은 허리 유형

네코타 고시오

슈리의 할아버지이자 세나미의 시아버지. 철도 회사의 기관사로 일했고 은퇴 후에는 농원에서 흙을 만지는 게 취미인 70대. 현역 시절부터 요통에 시달렸고 지금은 다리까지 저리다.

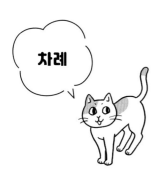

차례

 서장 두통, 척추관 협착증,
심지어 위장 장애까지 일으키는 새우등!

 1장 누운 김에 진단하자! 당신의 '새우등'은 어떤 유형인가요?

2장
누워서도 효과 만점!
새우등이 쫙 펴지는 최강 스트레칭

3장 몸의 불균형을 간단히 교정하는 스트레칭

4장 요통과 다리 저림을 단번에 해결하는 3가지 스트레칭

5장 나이 들어도 '꼿꼿하게' 젊음을 유지하는 건강 습관

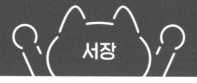

두통,
척추관 협착증,
심지어
위장 장애까지 일으키는
새우등!

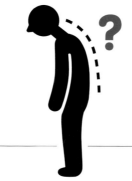

그대로 두면 몸도 얼굴도 폭삭 늙는 새우등의 3가지 유형

길을 걷다가 문득 유리창에 비친 자기 모습을 보고 깜짝 놀란 적이 있지 않은가요? 목은 앞으로 튀어나오고 등은 구부정해서 왠지 모르게 실제 나이보다 더 나이 들어 보이고….

새우등의 전형적인 특징입니다. 등이 새우처럼 굽으면 또래보다 훨씬 나이 들어 보입니다. 반대로 등이 반듯하면 나이보다 젊어 보입니다.

새우등은 어깨결림, 두통, 자율 신경 기능 이상, 소화 불량 등 컨디션 난조의 원인이 되기도 합니다. 단순히 외모에만 악영향을 미치는 게 아니라 방치하면 신체 노화로도 이어질 수 있습니다.

여러분은 새우등이라고 하면 구부정하게 굽은 등만 떠오르겠지만, 사실 새우등에는 3가지 유형이 있습니다.

저 장

❶굽은 목

❷굽은 등

❸굽은 허리

 ❷굽은 등과 ❸굽은 허리는 머릿속에 금방 그려지지만 ❶굽은 목은 좀 생소하지 않나요? '목이 둥글게 말린 건가?'라고 생각할 수도 있지만 굽은 목은 둥글게 말렸다기보다 오히려 일자로 펴진 상태를 가리킵니다. 소위 '일자목'이라 부르는 증상입니다. 목이 앞으로 쭉 뻗고 목 뿌리가 굽은 상태가 굽은 목 유형입니다(17쪽 그림).

 우리는 뭉뚱그려 그냥 '등'이라고 말하지만, 사실 목 뿌리부터 허리까지가 다 등입니다. 따라서 목이 곧고 목 아래가 말린 증상도 새우등의 일종인 '굽은 목'에 속합니다. 개중에는 굽은 목과 굽은 등 증상이 함께 있는 사람도 있습니다.

 자신이 어떤 유형인지 누워서 진단할 수 있는 간단한 방법을 1장에서 소개하고 있으므로 체크해 보기 바랍니다.

 더불어 이번 장에서는 왜 새우등이 되는지, 그 이유를 설명해 보려고 합니다.

모든 새우등의 원인은 앉은 자세다

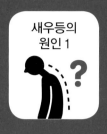

새우등의
원인 1

새우등의 3가지 유형 모두 '앉은 자세'가 원인입니다.

❶굽은 목의 원인

첫 번째로 살펴볼 유형은 굽은 목입니다. 앉아서 스마트폰을 하거나 책상에 앉아 컴퓨터를 할 때 자신의 시선이 어디를 향하고 있는지 확인해 보세요.

시선을 계속 내리깔고 스마트폰이나 컴퓨터 화면만 바라보고 있지 않은가요? 앉아 있는 자세는 어떤가요? 고개를 숙이고 줄곧 아래만 바라보고 있을 것입니다. 이때 목은 당연히 굽은 상태입니다.

본래 목은 완만한 곡선을 그리며 머리 무게(체중의 약 10%, 볼링공 정도의 무게)를 지탱하고 있습니다. 그런데 **일상생활에서 고개를 숙이고 아래를 내려보는 시간이 길어지고 이것이 습관이 되면 목뼈가 일자로 펴지면서 곡선이 사라집니다.** 이것이 일자목입니다. 일자목이 되면 목 아랫

부분이 점점 구부러지는데, 이것이 굽은 목입니다. '일자목＝굽은 목'
인 셈입니다.

❷굽은 등의 원인

굽은 등은 등이 구부정한 자세가 특징입니다. 등을 둥글게 말고 앉
는 자세가 새우등을 만듭니다.

의자나 소파, 또는 바닥에 앉아서 TV를 보거나 신문, 책, 잡지 등
을 읽다 보면 시선이 아래로 향하면서 등이 점점 둥글게 말립니다.
등을 꼿꼿이 세운 자세보다 구부정한 자세가 더 편하다 보니 자연스
럽게 그렇게 됩니다.

▌ 목에 곡선이 있는 '바른 목'과 '일자목'

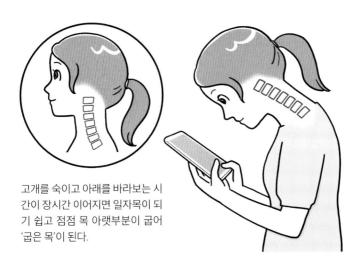

고개를 숙이고 아래를 바라보는 시
간이 장시간 이어지면 일자목이 되
기 쉽고 점점 목 아랫부분이 굽어
'굽은 목'이 된다.

이 자세는 날개뼈 조금 아래, 제일 말리기 쉬운 등뼈가 둥글게 말린 자세입니다.

등뼈는 목뼈와 허리뼈 사이에 있는 약간 휘어진 뼈인데, 구부정한 자세가 지속될수록 더 심하게 휩니다. 그래서 등이 둥글게 말리는 것이죠.

또 등이 구부정한 사람은 앉았다 일어날 때 몸을 반듯이 펴려고 무의식적으로 허리를 뒤로 젖히는 경향이 있습니다. 그래서 굽은 등 체형인 사람 중에는 필요 이상으로 가슴을 펴고 허리를 젖힌 탓에 '휜 허리'가 된 사람이 많습니다.

여성들 중 거의 매일 하이힐을 신는 사람일수록 굽은 등이 될 확률이 높습니다. 하이힐을 신고 걸으면 허리가 심하게 휩니다. 몸의 중심이 앞으로 쏠리기 때문에 넘어지지 않으려고 상반신을 뒤로 젖히게 되는데, 이렇게 균형을 맞추는 과정에서 등이 점점 둥글게 말립니다. 중장년이 되어 더 이상 하이힐을 신지 않게 돼도 젊은 시절의 습관 때문에 허리를 젖히게 되고, 그러다 보니 점점 등이 굽는 사람도 있습니다.

이처럼 휜 허리나 하이힐도 등이 굽는 원인이지만, 대부분 등을 둥글게 말고 구부정하게 앉는 자세가 주요 원인입니다.

▌'굽은 등'과 '휜 허리'

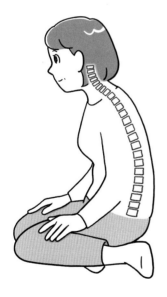

등을 구부리고 앉으면
'굽은 등'이 되기 쉽다.

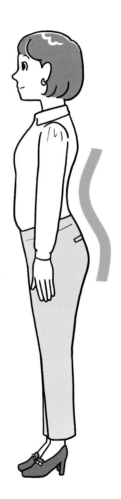

하이힐을 신으면 균형을 맞추기 위
해 허리를 젖히기 때문에 '휜 허리'
가 될 확률이 높다.

나이가 들수록 허리가 구부정해지면서 '굽은 허리'가 된다

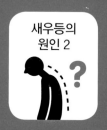

새우등의
원인 2

❸ 굽은 허리의 원인

굽은 허리 역시 허리를 구부리고 앉는 자세가 큰 원인입니다. 특히 의자나 소파에 얕게 걸터앉는 사람일수록 허리가 잘 굽습니다. 얕게 앉는다는 것은 엉덩이를 의자나 소파 깊숙이 밀어 넣지 않고 의자 앞쪽에 살짝 걸친 채 허리를 숙이고 앉는 자세를 가리킵니다.

또 농사일처럼 온종일 허리를 웅크린 채 일하는 직업에 종사하는 사람도 허리가 쉽게 굽습니다.

사실 이족보행은 몸에 큰 부담을 주는 동작입니다. 이 부담은 주로 허리뼈로 쏠립니다. 이족보행을 시작하면서부터 허리뼈에 부담이 가고, 나이가 들수록 부담도 커집니다. 그러다 노화로 허리를 펴지 못하게 되면서 결과적으로 허리가 굽는 사람이 많아지는 것입니다.

앞에서 언급한 굽은 등에 휜 허리 체형이었던 사람도 80세, 90세가 되고 노화가 심해지면서 허리를 젖히고 등을 쫙 펴는 게 힘들어져서 허리가 굽는 경우가 흔합니다. 나이가 들수록 등뿐 아니라 허리까지 구부정해질 가능성이 높습니다. 굽은 허리는 나이를 먹으면 누구에게나 나타날 수 있는 노화 현상입니다.

▌'굽은 허리'는 허리를 구부리고 얕게 걸터앉는
　자세 때문에 생긴다.

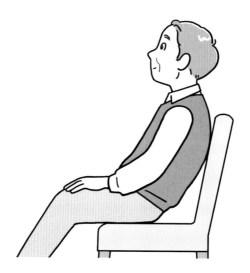

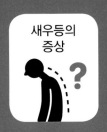

어깨결림, 두통, 이명,
어지러움, 요통…
모든 문제의 원인은 새우등!

새우등의
증상

?

모든 새우등 유형에 공통으로 나타나는 증상은 어깨결림입니다. 이 외에도 새우등은 유형에 따라 여러 증상의 원인이 됩니다.

❶ 굽은 목의 증상

굽은 목은 어깨결림 외에 목결림과 통증, 이명, 어지럼증, 두통의 원인이 되기도 합니다. 실제로 이명과 어지럼증 때문에 이비인후과에 다니던 사람들을 진료해 보면 일자목으로 목뼈가 틀어져 있는 경우가 종종 있습니다.

굽은 목을 그대로 두면 목뼈에 계속 부담이 가서 경추증이나 경추 추간판 헤르니아, 경추 척추관 협착증이 발병할 수 있고, 그러면 손과 팔에 저림 증상이 나타나기도 합니다.

또 목뼈가 일자가 되면 목뼈 뒤를 지나는 신경 다발인 '경부척수'가 압박을 받아 자율 신경 실조증이 발생할 수도 있습니다.

❷ 굽은 등의 증상

등이 동그랗게 말리면 굽은 등이 내장을 눌러 역류성 식도염이나 변비 같은 위장 장애, 빈뇨, 가슴 통증 등의 증세가 나타날 수 있습니다. 음식물을 잘못 삼키는 사고가 발생할 수도 있습니다.

등이 굽고 허리가 휜 사람은 요통과 좌골신경통(허리부터 다리에 걸쳐 뻗어 있는 '좌골신경'에 통증이 생긴다) 발병률도 높습니다. 또 척추가 변형되면서 척추관 협착증이나 허리뼈가 틀어지는 요추미끄럼증이 생겨 다리 저림 증상이 나타나기도 합니다.

❸ 굽은 허리

굽은 허리가 원인인 질환에는 굽은 등일 때 나타나는 증상에 더해 압박 골절, 변형성 요추증, 추간판 헤르니아 등이 있습니다.

변형성 요추증이란, 이름 그대로 허리뼈가 변형돼 뼈가 부서지거나 뼈가 변형돼 가시 모양의 골극(잦은 자극으로 뼈 겉에 생기는 돌기)이 생기는 질환입니다. 이 질환은 요통이나 다리 저림을 동반합니다. 고령으로 갈수록 이러한 질환이 생기는 사람이 많습니다.

얕은 호흡 때문에 발생하는 자율 신경 실조증

굽은 목일 때 자율 신경 실조증이 발생할 가능성이 높다고 했는데, 굽은 등과 굽은 허리일 때도 자율 신경에 이상이 생길 수 있습니다. 이 경우에는 굽은 목일 때와는 조금 다른 이유로 자율 신경 실조증이 발생합니다. 간단히 알아봅시다.

자율 신경은 부교감 신경과 교감 신경으로 나뉘는데 두 신경이 조화롭게 균형을 이루며 내장의 기능과 체온 등을 조절합니다. 균형이 깨지면 권태감과 짜증, 우울 같은 자율 신경 실조증의 증상이 나타난다.

　　등이 굽고 허리가 굽으면 늑골(갈비뼈)의 움직임이 둔해집니다. 늑골은 호흡과 함께 움직이고 그 움직임은 호흡에 영향을 미칩니다. 늑골의 움직임이 원활하지 않으면 숨을 깊이 들이마시기 어려워 호흡이 얕아집니다.

　　부교감 신경은 심호흡처럼 편안한 호흡을 하면서 몸의 긴장이 풀렸을 때 우세하게 작용하는 신경입니다. 호흡이 얕으면 부교감 신경의 활동이 약해지고 반대로 교감 신경의 활동이 강해집니다. 이렇게 부교감 신경과 교감 신경의 균형이 깨지면서 자율 신경 기능 이상 증상이 나타나는 것입니다.

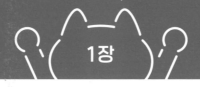

누운 김에 진단하자!
당신의
'새우등'은
어떤 유형인가요?

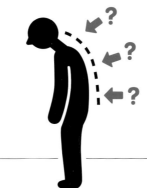

내 등은 어디가 굽었지?
누워서 '새우등 진단하기'

지금까지 새우등의 세 가지 유형과 각 유형의 원인, 그리고 새우등으로 인해 발생하는 신체 이상에 대해 설명했습니다. 새우등이 나이가 들어 보이는 겉모습 뿐만 아니라 척추관 협착증, 내장 질환, 심지어 자율 신경 기능 이상의 원인이 된다는 사실도 아셨겠죠?

이제 각각의 새우등을 교정하는 방법과 예방에 도움이 되는 스트레칭을 소개하겠습니다. 그 전에 29쪽부터 나오는 체크 리스트를 보며 3가지 유형 중 나는 어디에 속하는지 진단해 보세요. 자신이 어떤 유형인지 알았다면 각 유형에 맞는 스트레칭을 합니다.

· 새우등으로 둥글게 말린 부분을 원 상태로 되돌리기 (2장)
· 뒤틀린 몸의 좌우 균형을 교정하기 (3장)
· 새우등으로 인한 요통과 다리 저림을 치료하기 (4장)

제가 소개하는 근력 운동은 말이 근력 운동이지 역기를 들어 올리거나 힘든 스쾃을 하는 류의 운동이 아닙니다. 스트레칭 역시 무리하게 몸을 잡아당기는 식의 통증을 동반하지 않습니다. 누구든, 심지어 고령자도 할 수 있을 정도로 몸에 무리가 가지 않는 스트레칭과 근력 운동입니다. 자신에게 맞는 스트레칭을 하면 효과를 크게 볼 수 있습니다.

사실, 자신은 굽은 등인 줄 알고 있었는데 진단해 보니 굽은 목이었던 사람도 있고, 굽은 등인 줄 알고 있었는데 굽은 허리였던 사람도 있습니다. 또 굽은 목과 굽은 등이 함께 있는 사람도 있습니다. 따라서 우선은 다음 페이지에 나오는 유형 진단을 통해 자신이 어떤 유형인지 확인하는 게 좋습니다.

진단 방법은 어렵지 않습니다. 누워서 할 수 있는 간단한 진단입니다. 그럼 먼저 세 가지 유형 중 어디에 속하는지 진단해 봅시다.

베개를 베지 않고 '누워서' 확인하기

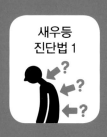

베개를 베지 않고 방바닥이나 카펫 위에 똑바로 누워보세요. 이때 매트리스나 이불, 소파처럼 푹신한 곳은 피합니다. 몸이 파묻혀 정확한 진단이 어렵기 때문입니다. 딱딱한 바닥에 몸이 직접 닿게 누워 자신의 유형을 체크해 보세요.

❶굽은 목 유형 진단

베개를 베지 않으면 누워 있기 힘들거나 불편함이 느껴지면 굽은 목입니다.

여기서 느끼는 '불편함'이란 '힘들다' 정도는 아니지만, 어쩐지 부자연스럽고 개운하지 않은, 약간 힘든 상태입니다. 목이 굽어 있으면 바로 이런 느낌이 듭니다. 일자목이라 머리가 앞으로 튀어나왔기 때문에 베개가 없으면 목이 불편한 것입니다. 목 밑에 높은 베개를 집어넣고 싶은 기분이 들지도 모릅니다.

✓체크포인트

☐ 베개가 없으면 누워 있기 힘들다. 베개 생각이 간절하다.

☐ 평소 잘 때 턱이 위로 올라간다.

☐ 턱을 가볍게 당겨 바른 자세로 누우면 목이 불편하다.

❷ 굽은 등 유형 진단

위를 보고 누웠을 때 턱이 올라간다면 굽은 등 유형입니다. 등이 굽어서 바닥에 뒤통수를 대고 누우면 턱이 올라가고 또 굽은 등 때문에 허리가 휘어서 허리와 바닥 사이에 손바닥 하나가 쏙 들어갑니다.

✓체크포인트

☐ 평소 잘 때 턱이 위로 올라간다.

☐ 허리와 바닥 사이에 손바닥 하나가 쏙 들어간다.

굽은 등과 굽은 목 복합 유형

굽은 등에 더해 목까지 불편하다면 굽은 등과 굽은 목 복합 유형을 의심할 수 있습니다. 또 선 자세를 옆에서 봤을 때 어깨선보다 귓구멍이 앞에 있다면 굽은 목에도 해당됩니다. 이런 복합 유형을 치료하려면 굽은 목과 굽은 등 스트레칭을 모두 하는 게 좋습니다.

❸ 굽은 허리 유형 진단

다리를 쭉 펴고 눕기가 힘들면 굽은 허리 유형입니다. 허리가 구부정해서 다리를 펴고 누우면 허리뼈와 등뼈가 바닥에 닿는 느낌이 들 것입니다. 또 원래라면 S자 곡선으로 약간의 틈이 있어야 할 허리와 바닥 사이에 손바닥이 전혀 들어가지 않습니다.

✓체크포인트
☐ 다리를 쭉 펴고 자기 힘들다. 무릎이 뜬다.
☐ 허리와 바닥 사이에 손바닥이 전혀 들어가지 않는다.

그렇다면 새우등이 아닌 **자세가 바른 사람**의 몸은 어떨까요? 자세가 바른 사람은 위를 향하고 누워 턱을 가볍게 당겼을 때 베개를 베지 않아도 불편하지 않고 평소 잘 때 턱이 올라가지 않습니다. 또 허리와 바닥 사이에 손바닥 하나가 간신히 들어갈 정도의 공간이 있습니다.

▌누워서 3가지 유형을 진단하자

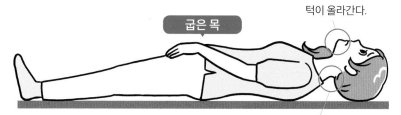

굽은 목

턱이 올라간다.

베개가 없으면 목이 불편하다.

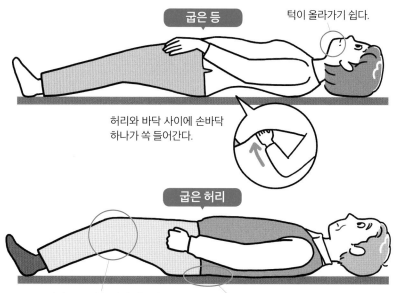

굽은 등

턱이 올라가기 쉽다.

허리와 바닥 사이에 손바닥
하나가 쏙 들어간다.

굽은 허리

다리를 쭉 펴고 자기 힘들다.

허리와 바닥 사이에 공간이 전혀 없다.

바른 자세

허리와 바닥 사이에
손바닥 하나가 간신히 들어간다.

베개가 없어도 불편하지 않다.

벽에 등을 대고 서서 확인하기

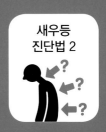

누워서 진단하는 방법 외에 서서 진단하는 방법도 있습니다.

등을 벽에 대고 똑바로 서서 엉덩이, 허리, 견갑골, 뒤통수의 위치를 확인해 보세요.

❶굽은 목……뒤꿈치, 엉덩이, 견갑골을 벽에 대고 섰을 때 뒤통수가 벽에서 멀어지고 일부러 붙이려고 하지 않는 한 벽에 닿지 않습니다. 허리와 벽 사이에 손바닥 하나가 쑥 들어간다면 굽은 목입니다.

❷굽은 등……뒤꿈치, 엉덩이, 견갑골을 벽에 대고 섰을 때 뒤통수와 벽 사이에 약간의 공간이 생기고 머리를 벽에 붙이려고 하면 턱이 올라갑니다. 허리와 벽 사이에 손바닥 두 개 정도의 공간이 생긴다면 굽은 등입니다.

❸굽은 허리……뒤꿈치, 엉덩이, 허리, 견갑골이 벽에 닿고 허리와 벽 사이에 손바닥이 들어가지 않는다. 뒤통수를 벽에 붙이기 힘들다면 굽은 허리입니다.

그렇다면 새우등이 아닌 자세가 바른 사람은 어떨까요? 자세가 바른 사람은 자연스럽게 섰을 때 뒤꿈치, 엉덩이, 견갑골, 뒤통수 네 곳이 벽에 닿습니다.

▌벽에 등을 대고 서서 3가지 유형 진단

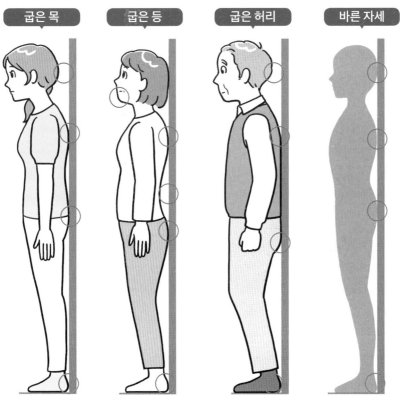

| 굽은 목 | 굽은 등 | 굽은 허리 | 바른 자세 |

뒤통수가 벽에서 멀어진다. 허리와 벽 사이에 손바닥 하나가 들어간다.

머리를 벽에 대려고 하면 턱이 올라간다. 허리와 벽 사이에 손바닥 두 장이 들어간다.

뒤통수를 벽에 붙이기 힘들다. 허리와 벽 사이에 손바닥이 들어가지 않는다.

뒤꿈치, 엉덩이, 견갑골, 뒤통수 네 곳이 벽에 닿는다.

신발 밑창이 닳는 모양으로 내 걸음걸이 확인하기

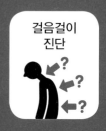

걸음걸이 진단

새우등이 되는 원인에는 자세뿐만 아니라 걸음걸이도 연관이 깊습니다. 허리가 휘거나 배를 내밀고 걷거나, 팔자걸음이나 안짱걸음이면 몸이 틀어지면서 척추나 허리뼈에 부담이 갑니다. 그 결과 골반이 앞이나 뒤로 기울어 새우등이 되는 것이죠.

따라서 새우등을 예방하기 위해서라도 자신의 걸음걸이와 걷는 습관을 파악해 바른 자세로 걷는 습관을 들이도록 해야 합니다.

이상적인 걸음걸이는 발뒤꿈치가 지면에 먼저 닿게 한 다음 엄지발가락 뿌리에서 엄지발가락 끝으로 점차 중심을 이동시켜서 발 안쪽이 일직선이 되도록 걷는 것입니다. 도로 위 흰색 차선 정도의 너비를 따라 똑바로 걸어가는 느낌으로 걸으면 됩니다.

바른 자세로 걸으면 **신발 밑창의 뒤축 약간 바깥쪽과 엄지발가락 쪽 발끝이 닳습니다.**

▌올바른 걸음걸이는 도로의 흰 선을 밟으며 걷는 느낌

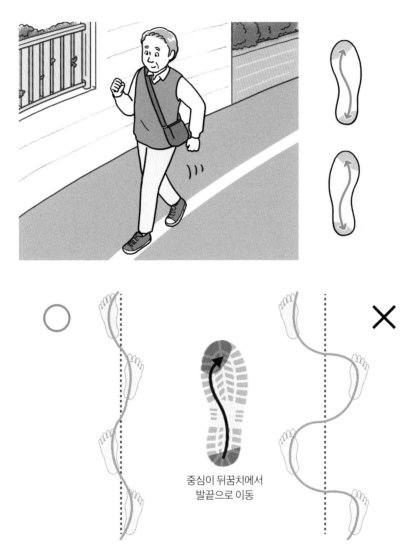

중심이 뒤꿈치에서
발끝으로 이동

발 안쪽이 일직선상에 있고, 좌우로의 중심 이동이 적다. 걸을 때 양쪽 다리 사이의 보폭 은 도로 차선폭(약 15cm) 정도를 유지한다.

걸을 때 보폭이 크고 무게 중심이 좌우로 크게 이동한다. 다리 근력이 약해지면 좌 우로 흔들거리는 걸음걸이가 되기 쉽다.

신발 밑창이 닳는 5가지 유형

❶뒤꿈치만 닳는 사람은 발끝으로 땅을 미는 힘이 약해 체중이 뒤로 쏠리면서 뒤꿈치 힘으로 걷고 있는 사람입니다. 올바른 걸음걸이는 뒤꿈치부터 지면에 닿아야 하는데, 뒤꿈치로만 걸으면 착지 충격이 몸에 그대로 전해져 뒤꿈치와 무릎, 허리, 목 등이 상할 수 있습니다. 뒤꿈치부터 지면에 닿되 엄지발가락 끝에까지 중심을 이동시키면서 발바닥 전체로 착지하는 것이 가장 좋습니다.

❷안쪽만 닳는 사람은 무게 중심이 발 안쪽으로 치우친 상태로 걷는 사람입니다. 안짱걸음이나 X자형 다리일 가능성이 있습니다. X자형 다리는 무릎에 부담이 가서 골반이 점점 앞으로 기웁니다. 그러면 턱이 튀어나오고 허리가 휘기 쉽습니다.

❸뒤꿈치 바깥쪽이 눈에 띄게 닳는 모습은 팔자걸음, 밑창 전체의 바깥쪽이 닳는 모습은 O자형 다리인 사람에게 많이 나타납니다. 모음근이라는 허벅지 안쪽 근육이 약해지면 자연스럽게 다리 바깥쪽에 체중을 싣고 걷게 돼 팔자걸음이나 O자형 다리가 됩니다. 그러면 골반이 뒤로 기울어 점점 새우등(굽은 허리 유형)으로 변합니다.

❹발끝만 닳는 유형은 일상적으로 하이힐을 신는 사람이나 젊은 시절에 하이힐을 자주 신었던 사람에게 주로 나타납니다. 발끝에 힘을 주고 걷는 습관이 몸에 배어 있는 사람들은 굽이 낮은 신발을 신어도 신발 발끝 부분이 닳습니다. 18쪽에서도 설명했듯이 걸으면서 균형을 맞추느라 점점 허리가 휘면서 새우등이 진행됩니다.

❺발가락 뿌리 부분만 닳는 유형은 근력과 아킬레스건의 유연성이 떨

어져 발목을 들어 올리지 못해서 바닥을 긁으며 걷는 사람입니다. 이렇게 걷다 보면 머리가 앞으로 나오고(목도 앞으로 나오고), 등도 둥글게 말립니다. 이런 걸음걸이는 새우등의 원인이기도 하지만 이미 새우등인 사람에게 많이 보이는 걸음걸이기도 합니다.

　이처럼 잘못된 걸음걸이는 새우등의 원인이 됩니다. 따라서 바른 자세를 유지하며 걸을 수 있도록 조금 신경 쓰며 걷도록 하세요.

▌ 신발 밑창이 닳는 모양으로 내 걸음걸이 확인하기

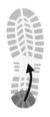

뒤꿈치만
발끝에서 다리를 차 내는
힘이 약하다.

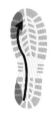

안쪽만
안짱다리나
X자형 다리.

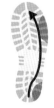

바깥쪽만
팔자걸음이나
O자형 다리.

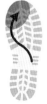

발끝만
하이힐을 신거나
무릎이 휜 상태.

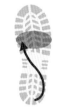

발가락 뿌리 부분만
발목을 들어 올리지 못해
바닥을 긁으며 걷는다.

무너진 척추 곡선을 스트레칭으로 되살린다!

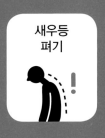

새우등
펴기

지금까지 새우등 3가지 유형의 진단법을 알아봤습니다.

새우등은 목과 등, 허리의 곡선이 무너지면 증상이 나타납니다.

척추는 위에서부터 7개의 목뼈, 12개의 등뼈, 5개의 허리뼈로 이루어져 있습니다. 목뼈, 허리뼈는 몸 앞쪽으로 휘어지고(전만곡), 등뼈는 뒤쪽으로 휘어져(후만곡) 전체적으로 완만한 S자 곡선을 이루고 있습니다. 이 S자 곡선이 무너지면 새우등이 되는 것입니다.

- 굽은 목: 목뼈의 전만곡이 사라져 일자목이 된 상태
- 굽은 등: 등뼈의 후만곡이 심해져 등이 굽은 상태
- 굽은 허리: 허리뼈의 S자 곡선이 사라져 허리가 굽은 상태

그렇다면 척추의 곡선은 왜 무너지는 걸까요? 그 이유는 근육이 굳어서입니다. 예를 들어 나쁜 자세로 가슴 부분의 큰가슴근(대흉근)이 굳어 어깨가 안쪽으로 말리면 '라운드 숄더'(64쪽)가 됩니다. 그러면 견갑골 사이가 벌어져 등이 동그랗게 말리고, 그 결과 등뼈의 후

만곡이 심해지는 것이죠.

　따라서 경직된 큰가슴근을 풀어 견갑골의 위치를 제자리로 되돌리면 등뼈의 후만곡도 원래 상태로 돌아갑니다. 설사 뼈의 모양까지 변형됐다 하더라도 근육과 인대를 풀어주면 정상적인 척추의 모습을 되찾게 됩니다.

　다음 장에서 근육과 인대를 풀어주는 스트레칭을 소개하겠습니다. 스트레칭으로 근육과 척추의 S자 곡선을 되돌려 새우등을 치료해 봅시다.

▌목뼈, 등뼈, 허리뼈의 위치

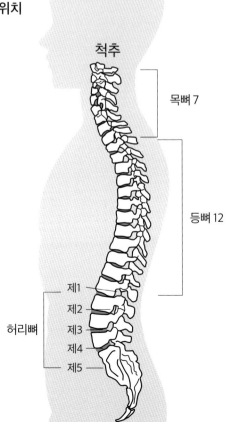

척추

목뼈 7

등뼈 12

허리뼈

제1
제2
제3
제4
제5

새우등은 '목→등→허리' 순서로 진행된다

굽은 목은 젊은 층에 많이 나타납니다. 반대로 굽은 등은 연령이 높아질수록 많습니다. 일반적으로 말하는 '새우등' 유형 중에서는 **굽은 등이 가장 많습니다.** 또 **나이가 많아질수록 굽은 허리 진행** 비율이 높죠.

굽은 목인 사람 중에는 앉을 때 등을 둥글게 말고 앉는 사람이 많은데, 젊을 때는 몸이 유연해서 등이 쉽게 굳지 않습니다.

하지만 나이가 들수록 등이 둥글게 말리고 더 나이가 들면 허리까지 말리기도 합니다. 그래도 시술이나 스트레칭을 통해 아래 사진처럼 허리가 쭉 펴질 수도 있으니 포기하지 않기 바랍니다.

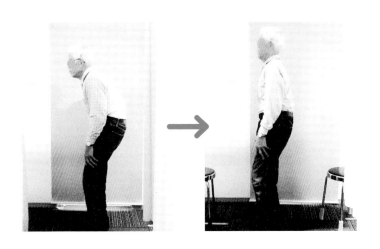

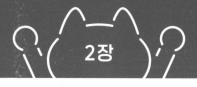

2장

누워서도 효과 만점!
새우등이
쫙 펴지는
최강 스트레칭

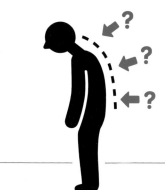

수건 근력 운동으로 등 근육을 풀고, 페트병으로 시원하게 새우등을 교정한다

이번 장에서는 3가지 유형의 새우등을 개선하는 근력 운동과 스트레칭을 소개하겠습니다. 모두 눕거나 앉아서 할 수 있는 쉬운 운동과 스트레칭이지만, 교정 부위를 집중적으로 자극하는 효과가 확실한 운동들입니다.

먼저 모든 유형에 효과가 탁월한 **공통 근력 운동**(46쪽)부터 시작하겠습니다. 공통 운동에는 넓은등근(광배근)을 단련하는 '로잉(rowing)'과 '랫 풀 다운(lat pull down)'이라는 운동이 있습니다. **수건을 이용하여 마치 헬스장에 가서 운동 기구로 운동하는 듯한 움직임과 운동 효과를** 기대할 수 있습니다. 가정에서 흔히 사용하는 수건(길이 80cm 정도)으로 충분합니다. 조금 더 긴 스포츠 타월이 있다면 그것도 좋습니다.

공통 근력 운동은 굽은 목, 굽은 등, 굽은 허리를 개선해 줄 뿐 아니라 혈액 순환을 좋게 하여 어깨결림도 예방합니다. 또 넓은등근이 단련되므로 옆구리가 단단해지고 자세도 좋아집니다.

공통 근력 운동이 끝나면 다음은 유형별 스트레칭을 진행합니다.

유형별 스트레칭을 할 때는 빈 페트병을 사용합니다. 굽은 목은 500ml, 굽은 등, 굽은 허리는 2L짜리 페트병을 준비하세요. 쉽게 찌그러지지 않는 두께감이 있는 페트병이 좋습니다.

이번 장에서 소개하는 스트레칭은 매일 하는 것이 좋습니다. 아침에 잠에서 막 깨어났을 때는 근육이 경직된 상태라 스트레칭이 힘들 수도 있습니다. 따라서 앉아서 하는 근력 운동은 낮에 하는 것이 좋습니다. 횟수는 목욕 후든 취침 전이든 하루에 한 번이면 충분합니다. 매일 꾸준히 실천하는 것이 중요합니다. 개인차는 있지만, 한 달 정도 지속하면 효과를 실감할 수 있을 것입니다.

2장

어깨와 등의 유연성을 기르는 수건 운동

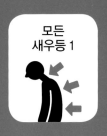

모든
새우등 1

　지금부터는 굽은 목, 굽은 등, 굽은 허리의 개선과 예방에 도움이 되는, 수건을 이용한 가벼운 근력 운동을 소개하겠습니다. 모든 유형이 공통으로 하면 좋은 운동입니다.

　새우등으로 어깨나 등 근육이 굳어 있으면 운동이 마음대로 되지 않을 수 있습니다. 따라서 몸풀기 겸 가벼운 근력 운동으로 어깨를 풀어준 후에 유형별 스트레칭으로 넘어가도록 합시다.

　❶ '만세' 스트레칭(46쪽)은 등세모근(승모근)을 자극합니다. 등세모근에는 상부·중부·하부가 있는데 이 운동은 하부에 자극을 줍니다.

　견갑골을 끌어내리거나 안쪽으로 끌어당기는 역할을 하는 부위가 등세모근 하부입니다. 이 부위의 근육이 약해지면 견갑골을 끌어내리기가 힘들어져 결과적으로 견갑골이 위로 올라가고 점점 옆으로 벌어지면서 새우등의 원인이 됩니다. 수건을 잡고 만세하는 동작은 등세모근 하부를 단련해 새우등을 개선하고 예방할 수 있습니다.

❷로잉(47쪽)은 등뼈부터 견갑골 안쪽에 걸쳐 붙어 있는 마름근(능형근)을 단련하는 운동입니다. 새우등으로 등이 둥글게 말리면 이 근육이 늘어난 채로 딱딱해집니다. 로잉 동작을 하면 견갑골이 안쪽으로 모이기 때문에 새우등이 개선됩니다.

이 동작은 동시에 척주세움근(척주기립근)이라는, 척추를 따라 좌우로 목부터 허리까지 이어진 두꺼운 근육도 단련할 수 있습니다. 이 근육은 등을 뒤로 젖히는 역할을 합니다. 새우등인 사람은 척주세움근이 약해진 상태인데, 로잉에는 등을 젖히는 동작도 있기 때문에 척주세움근도 단련됩니다.

❸랫 풀 다운(48쪽)은 넓은등근을 단련하는 운동입니다. 넓은등근은 등뼈 6번부터 허리, 팔까지 뻗어 있는 커다란 근육으로, 이 근육을 단련하면 자세가 좋아집니다. 이 근육은 팔을 뒤로 젖히거나, 옆구리를 조이는 역할을 하기도 합니다(49쪽).

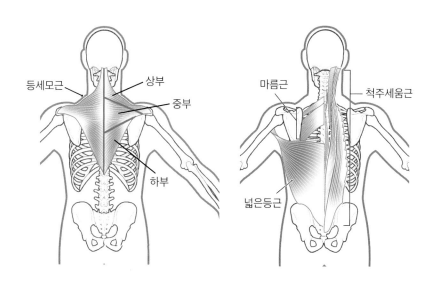

등세모근   상부   중부   하부

마름근   척주세움근   넓은등근

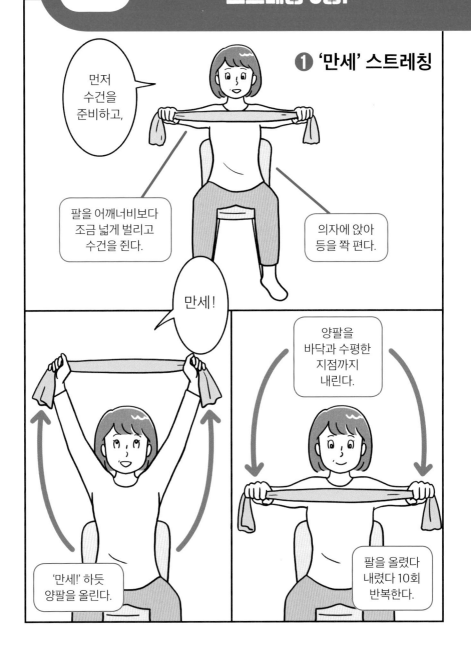

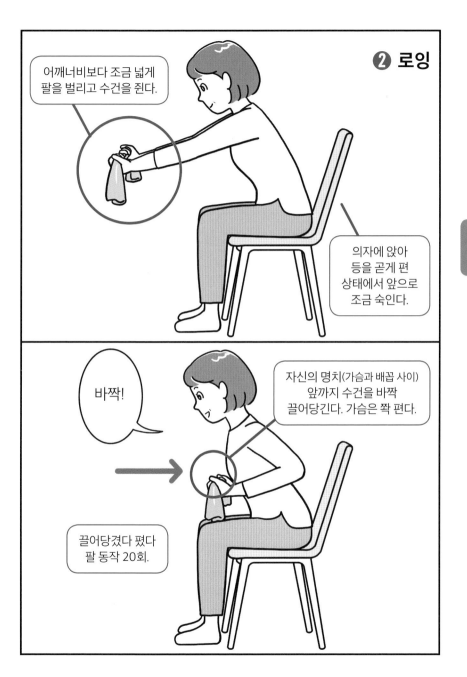

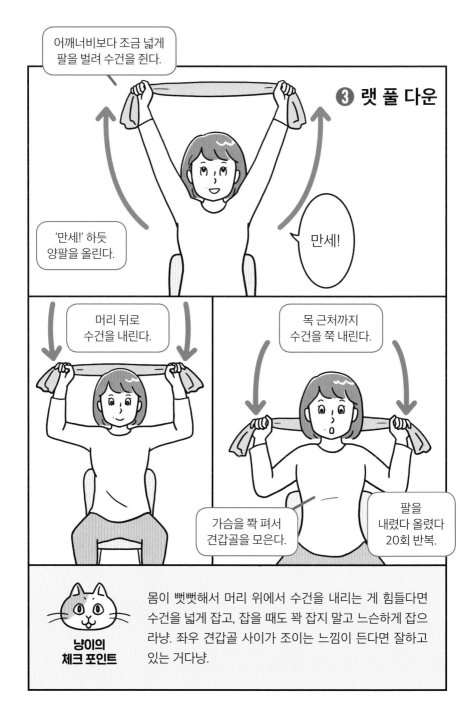

'만세'로 새우등을 확인할 수 있다?

새우등의 원인 중 하나로 장시간의 컴퓨터 작업을 꼽을 수 있습니다. 작업 중 겨드랑이를 살짝 벌리고 팔을 앞으로 내밀고 있지 않은지 확인해 보세요. 이 자세는 넓은등근을 전혀 사용하지 않기 때문에 넓은등근이 늘어난 상태로 굳어서 새우등이 될 수 있습니다. 컴퓨터 작업을 하지 않는 사람도 넓은등근이 약해지면 새우등이 될 수도 있습니다.

아래 사진 속 환자도 넓은등근의 약화로 팔이 머리 옆까지 올라가지 않는 상태였습니다. 그러나 넓은등근을 단련하자 옆구리가 단단해져서 팔을 뒤로 젖히거나 올리는 동작이 수월해졌고 가슴도 쫙 펼 수 있게 됐습니다. 결과적으로 자세가 좋아져 새우등도 개선됐습니다.

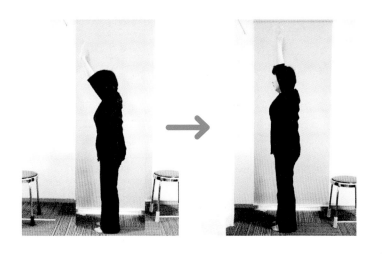

 2장

페트병으로
목의 곡선을 만든다

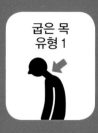

굽은 목인 사람은 원래 있어야 할 목뼈의 곡선이 사라져 거의 일자에 가깝습니다. 이제부터 누워서 자연스러운 목 곡선을 만드는 스트레칭을 소개합니다.

준비물은 500ml짜리 빈 페트병입니다. 페트병이 없거나 준비하기 귀찮다면 수건으로 대신해도 좋습니다. 단, 목욕 수건이 너무 얇으면 효과가 적으므로 되도록 높이를 조절하기 쉬운 적당히 두꺼운 페트병 사용을 추천합니다.

위를 보고 누워 페트병을 목 아래에 집어넣습니다. 페트병이 높아 목이 아프다면 조금씩 찌그러뜨려서 높이를 조절하세요.

페트병을 목 아래에 넣고서 3~5분간 누워 있습니다. 가끔 양팔을 만세 하듯 위아래로 움직이며 등을 폅니다. 호흡은 멈추지 말고 온몸의 힘은 빼세요.

이것만 해도 머리 무게로 인해 자연스러운 목 곡선이 만들어집니다. 목뼈가 일자로 펴진, 심하게는 뼈까지 변형된 상태라도 스트레칭으로 근육이나 인대를 풀어주면 목뼈의 곡선을 원래 모습으로 되돌릴 수 있습니다.

이때 지루하다면 스마트폰을 하거나 책을 읽어도 괜찮지만, 더 큰 효과를 얻고 싶다면 아무것도 보지 않고 눈을 감고 편안한 상태에서세요. 너무 오래 하거나 그대로 잠들어 버리면 스트레칭 후 목에 약간의 통증이 생길 수 있으니 주의하세요.

▌페트병 스트레칭으로 일자목에 곡선을 만든다

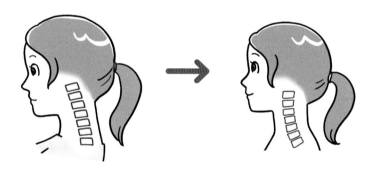

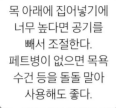

누운 김에 자연스러운 목 곡선을 만드는 스트레칭

굽은 목 스트레칭

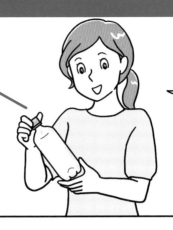

목 아래에 집어넣기에 너무 높다면 공기를 빼서 조절한다. 페트병이 없으면 목욕 수건 등을 돌돌 말아 사용해도 좋다.

500ml짜리 페트병을 사용하는구나.

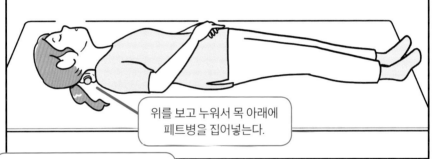

위를 보고 누워서 목 아래에 페트병을 집어넣는다.

가끔 만세하듯 팔을 올렸다 내렸다 하면서 3~5분 동안 누워 있는다.

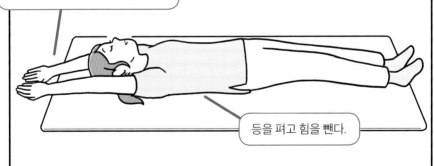

등을 펴고 힘을 뺀다.

새우등도 유전이 되나요?

요즘은 초등학생 중에도 목이나 등이 굽은 어린이가 자주 보입니다. 그런데 잘 살펴보면 그 아이의 부모 역시 새우등 인 경우가 있습니다.

새우등은 유전일까요? 답은 반은 맞고 반은 틀립니다.

새우등이 될 가능성이 큰 골격이 있긴 합니다. 또 유전이라고 하긴 어렵지만, 평소 부모가 새우등 자세를 하고 있으면 그 모습을 보고 자란 아이는 자기 자세에 신경을 덜 쓰게 되어 부모와 똑같이 새우등이 되기도 합니다.

어릴 때부터 새우등이 되는 가장 큰 원인은 생활 습관입니다. 바닥에 앉아 있는 시간이나 스마트폰이나 게임을 하느라 고개를 숙이고 있는 시간이 길면 점점 새우등이 됩니다.

자녀의 새우등이 신경 쓰여 아이에게 "등 똑바로 펴고 앉아!"라고 지적하는 부모도 많을 텐데, 아이들은 지적받은 순간에는 바르게 고쳐 앉아도 금방 원래 모습으로 돌아가 버립니다.

이 책에서 소개한 방법은 어린이에게도 효과적입니다. 오히려 아이들은 몸이 부드러워 효과가 더 좋습니다. 따라서 본인 뿐만 아니라 자녀의 새우등도 근본적으로 치료하고 싶다면 아이와 함께 스트레칭을 하고, 가족들의 생활 습관에도 주의를 기울여 보세요.

뭉친 근육을 풀어야
머리가 제자리로 돌아온다

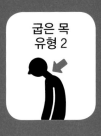

굽은 목
유형 2

먼저 ❶목빗근(흉쇄유돌근) 스트레칭(56쪽)을 합니다. 목빗근은 귀 뒤부터 빗장뼈(쇄골)까지 비스듬하게 뻗은 근육입니다. 목이 굽어 머리가 앞으로 튀어나온 자세가 오래 되면 이 근육이 수축한 상태로 딱딱해집니다. 목빗근을 부드럽게 풀어주어야 앞으로 튀어나온 머리를 원래 자리로 되돌릴 수 있습니다. 더불어 림프 순환이 좋아져 붓기가 줄고 얼굴살이 빠지는 효과도 있습니다.

다음은 ❷목뼈 스트레칭(57쪽)입니다. 이 스트레칭을 할 때는 수건을 사용합니다. 목이 일자로 변하면서 사라진 목뼈의 곡선을 목뼈 스트레칭으로 되살려 봅시다.

목에서 허리까지 척추를 따라 붙어 있는 근육 중에 뭇갈래근(다열근)이 있습니다. 뭇갈래근은 척추를 뒤로 젖히거나 허리를 돌릴 때 사용하는 근육인데, 이 근육 하나하나가 수축하면서 곡선을 만듭니다. 일자목은 목이 늘어난 상태에서 목뼈 부분의 뭇갈래근이 굳어버린 것이라서 스트레칭으로 뭇갈래근을 부드럽게 풀어주면 곡선이 되살아납니다.

자, 지금까지는 스트레칭을 소개했고, 58쪽에서는 ❸목 뒤 근육인 '뒤통수밑근육(후두하근군)'을 단련하는 운동을 소개합니다.

운동에 후두부를 뒤로 당기는 동작이 나오는데, 스트레칭으로 근육을 부드럽게 풀어준 뒤에 해야 이 동작이 수월합니다. 따라서 이 운동은 위의 두 스트레칭을 한 다음에 하도록 합니다.

계속 고개를 숙인 채 스마트폰을 보거나 컴퓨터를 하느라 목이 굽은 사람은 목 근력이 약해진 상태입니다. 이 책에서 소개하는 운동은 약해진 근육을 단련하는 운동입니다. 운동을 통해 앞으로 튀어나온 머리를 제자리로 되돌리고 유지하는 힘을 키울 수 있습니다.

스트레칭으로 근육을 부드럽게 풀어 곡선을 만들고, 근력 운동으로 목 근육을 단련해 머리 위치를 올바르게 유지하는 근력을 기른다고 생각하면 됩니다.

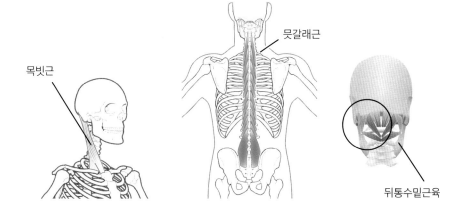

목빗근

뭇갈래근

뒤통수밑근육

굽은 목
스트레칭

목빗근, 목뼈, 후두하근군을 늘리는 스트레칭 3종

❶ 목빗근 스트레칭

의자에 앉아서 등을 쫙 편다.

귀 뒤부터 빗장뼈까지 뻗어 있는 '목빗근'을 스트레칭한다.

왼쪽을 늘리고 싶으면 왼쪽 빗장뼈에 손을 대고 아래로 끌어내리는 느낌으로 당긴다.

반대로 턱을 왼쪽 위 방향으로 내밀고 오른쪽 목빗근을 아래로 끌어내리며 10초간 유지.

턱을 오른쪽 위 방향으로 쭉 내민다.

빗장뼈를 아래로 당기며 10초간 유지.

좌우 2세트 반복.

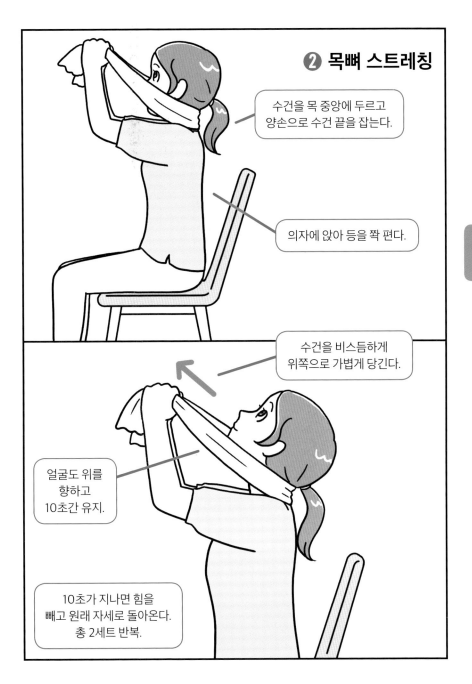

② 목뼈 스트레칭

수건을 목 중앙에 두르고 양손으로 수건 끝을 잡는다.

의자에 앉아 등을 쫙 편다.

수건을 비스듬하게 위쪽으로 가볍게 당긴다.

얼굴도 위를 향하고 10초간 유지.

10초가 지나면 힘을 빼고 원래 자세로 돌아온다. 총 2세트 반복.

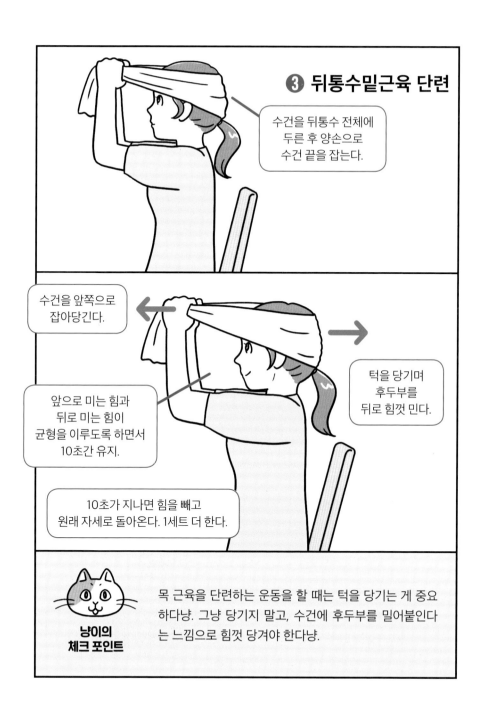

❸ 뒤통수밑근육 단련

수건을 뒤통수 전체에
두른 후 양손으로
수건 끝을 잡는다.

수건을 앞쪽으로
잡아당긴다.

턱을 당기며
후두부를
뒤로 힘껏 민다.

앞으로 미는 힘과
뒤로 미는 힘이
균형을 이루도록 하면서
10초간 유지.

10초가 지나면 힘을 빼고
원래 자세로 돌아온다. 1세트 더 한다.

**냥이의
체크 포인트**

목 근육을 단련하는 운동을 할 때는 턱을 당기는 게 중요
하다냥. 그냥 당기지 말고, 수건에 후두부를 밀어붙인다
는 느낌으로 힘껏 당겨야 한다냥.

자세 교정 벨트는 효과가 있을까?

'자세 교정 벨트'라는 상품을 아시나요? 이것을 차면 벨트의 힘으로 등이 펴지고 자세가 좋아져 어느새 새우등이 교정된다고 광고하는 상품입니다. 광고에서는 안으로 말린 어깨가 바깥쪽으로 당겨져 가슴이 쫙 펴지고 등이 꼿꼿해진다고 강조합니다.

실제로 이것을 착용하면 새우등이 펴지는 느낌이 들 수도 있습니다. 그러나 착용하는 동안에는 등이 펴질지 몰라도 벗으면 다시 새우등으로 돌아옵니다. 근본적인 개선은 이루어지지 않기 때문입니다. 이 벨트는 말린 어깨를 무리하게 교정하기 때문에 오히려 견갑골을 모으는 능형근이나 등세모근을 사용하지 않게 됩니다.

즉 우리 몸이 교정 벨트의 지지력에 의존하기 때문에 근력이 약해집니다. 그 결과 오히려 새우등이 더 심해질 위험도 있습니다.

예를 들어 여성 중에는 아름다운 몸매 정돈을 위해 거들을 착용하는 사람이 있는데, 그러면 배를 납작하게 만드는 근력이 약해져서 거들을 벗으면 배가 더 나오게 됩니다.

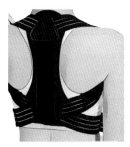

자세 교정 벨트 예시

따라서 새우등은 스스로의 힘으로 치료하는 것이 가장 안전하고 효과적입니다.

허벅지 근육을 풀어야
등이 펴진다

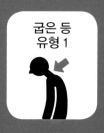

굽은 등
유형 1

먼저 ❶허벅지 늘리기(62쪽)를 합니다. 바로 넙다리네갈래근(대퇴사두근) 스트레칭입니다. 넙다리네갈래근은 허벅지 앞쪽 근육으로, 넙다리곧은근(대퇴직근), 안쪽넓은근(내측광근), 가쪽넓은근(외측광근), 중간넓은근(중간광근)의 4개 근육으로 이루어져 있습니다.

등이 굽은 사람은 일어설 때 몸을 꼿꼿이 세우려다 보니 오히려 허리가 휘는 경향이 있습니다. 허리가 휘면 넙다리네갈래근 중에서도 넙다리곧은근을 사용해 중심을 잡으려고 하기 때문에 이 근육이 항상 긴장으로 뭉쳐 있습니다.

넙다리곧은근은 골반 앞쪽부터 무릎 아래에 걸쳐 붙어 있는 근육입니다. 이 근육이 굳으면 골반을 앞으로 잡아당기게 되고, 그 결과 골반이 앞으로 기울어 허리가 휩니다.

페트병을 이용한 굽은 등 교정 스트레칭(72쪽)은 위를 보고 누워서 하는데 허리가 휜 사람은 허리 부분이 과하게 떠서 위를 보고 눕기가 힘들 수 있습니다. 그래서 스트레칭 전에 허벅지 앞쪽의 긴장을 풀어 놓으면 똑바로 눕기가 편안해져서 굽은 등 스트레칭도 훨씬 수월하게 진행할 수 있습니다.

넙다리네갈래근 스트레칭 시 무릎에 통증이 오는 등 무릎을 구부리는 자세가 힘든 사람은 ❷엉덩허리근(장요근)을 늘리는(63쪽) 스트레칭을 합니다.

이 스트레칭은 위를 보고 누워 한쪽 무릎을 감싸고 20초 정도 정지합니다. 왼쪽 다리는 편 채로 오른쪽 다리를 감싸서 가슴 쪽으로 바짝 끌어당기면 왼쪽 다리의 엉덩허리근이 늘어납니다. 양쪽 다리 모두 번갈아 합니다.

무릎이 구부러지지 않거나 굽히면 아픈 사람은 무릎 안쪽에 손을 넣고 스트레칭하세요. 이렇게 엉덩허리근 스트레칭을 하면, 고관절 앞쪽이 늘어나 휜 허리 체형도 똑바로 누워 잘 수 있다.

두 가지 스트레칭 중 하나만 해도 충분합니다. 우선순위는 '❶허벅지 늘리기➡❷엉덩허리근 늘리기'이고, 무릎이 아파 ❶을 할 수 없는 사람은 ❷를 하세요.

▎넙다리네갈래근

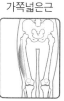
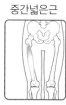
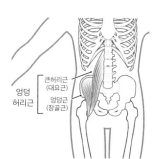

넙다리곧은근　안쪽넓은근　가쪽넓은근　중간넓은근

엉덩
허리근 ┤ 큰허리근
(대요근)
엉덩근
(장골근)

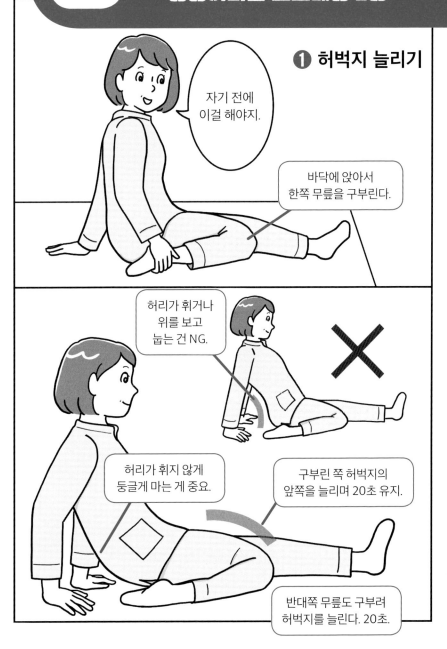

❷ 엉덩허리근 늘리기

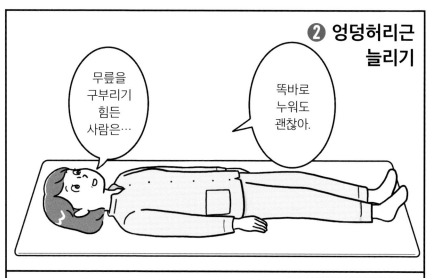

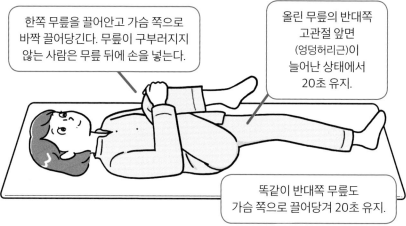

냥이의 체크 포인트

❶의 '허벅지 늘리기'를 할 때 무릎이 아픈 사람은 ❷의 '엉덩허리근 늘리기'를 해 보라냥. 허리가 휘어서 하기 힘들거나 똑바로 누운 상태에서 다리를 뻗으면 요통이 느껴지는 사람은 무릎을 굽히고 누워도 괜찮다냥. 또 누울 때 베개를 베지 않으면 턱이 올라가는 사람은 베개를 베도 괜찮다냥.

라운드 숄더인 사람은 팔도 비틀려 있다

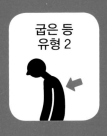

다음으로 팔 비틀림도 교정(66쪽)해 보자. 팔꿈치에서 손바닥을 향해 안쪽에 붙어 있는 근육들을 전완굴근군이라고 합니다. 이 가운데 원엎침근(원회내근)이라는 근육이 있는데 이 근육은 손목을 안쪽으로 돌리는 역할을 합니다. 장시간의 책상 업무나 컴퓨터 작업, 요리 작업 시 손바닥은 계속 아래를 향해 있습니다. 그동안 원엎침근은 쉴 새 없이 움직이다가 그 상태로 굳어버립니다.

그러면 팔 전체가 안쪽으로 비틀어지고 어깨도 안쪽으로 쏠리면서 라운드 숄더(좌우 어깨가 안쪽으로 말린 상태)가 되고 견갑골이 벌어져 굽은 등의 원인이 됩니다.

팔 스트레칭으로 비틀림을 바로잡으면 어깨가 훨씬 잘 열려서 다음에 할 라운드 숄더를 교정하는 큰가슴근 스트레칭(70쪽)도 훨씬 쉬워집니다.

■ 장시간의 책상 업무 동안 손바닥은 계속 아래를 향해 있다.

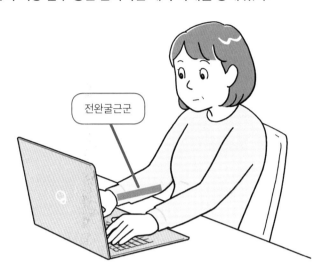

전완굴근군

■ 팔 안쪽 비틀림을 교정해 라운드 숄더 해소!

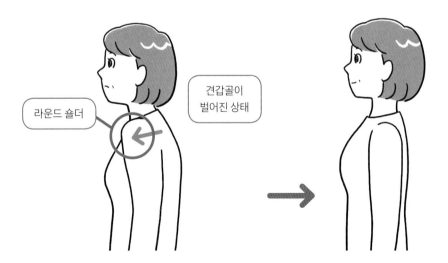

라운드 숄더

견갑골이
벌어진 상태

누운 김에 팔 비틀림을 교정하는 스트레칭

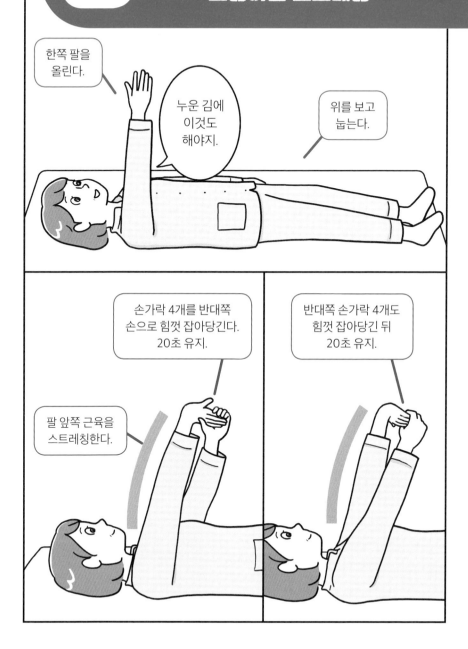

책상과 의자 높이를 조절하여
새우등을 예방한다

장시간 책상 업무를 해야 하는 사람은 책상 높이에 신경을 써야 합니다. 책상 높이는 의자에 앉아 팔을 책상에 내려놨을 때 어깨가 올라가지 않고 팔꿈치 각도가 90도 정도가 되면 이상적입니다.

만약 어깨가 올라간다면 책상이 높거나 의자가 낮다는 뜻입니다. 우선 의자 높이를 조절하세요. 의자에 올바르게 앉는 방법은 무릎 각도가 직각이 되고 발바닥이 바닥에 온전히 닿는 상태입니다.

의자 깊숙이 앉았을 때 다리가 뜨는 느낌이 든다면 다리 아래에 받침대를 놓아 발바닥이 온전히 받침대에 닿도록 합니다. 또 바닥이 두꺼운 슬리퍼나 실내화를 신어도 좋습니다.

반대로 책상이 너무 낮다고 의자를 낮추면 무릎이 올라가서 허벅지가 뜨고 골반이 불안정해집니다. 또 일을 할 때 항상 앞으로 숙인 자세가 되니 주의하세요.

이럴 때는 책상 높이를 조절하면 좋습니다. 책상 위에 높이 조절이 가능한 소형 책상을 놓거나 컴퓨터 스탠드를 놓아 책상 표면을 높입니다. 또 책상다리에 끼워 설치하는 '높이 조절발'도 온라인 쇼핑몰 등에서 판매하므로 활용해 보면 어떨까요?

2장

큰가슴근이 굳으면
라운드 숄더가 된다

굽은 등
유형 3
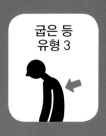

70쪽의 스트레칭은 큰가슴근을 늘리는 스트레칭입니다. 큰가슴근은 빗장뼈, 복장뼈, 위팔뼈에 붙어 있는 가슴의 커다란 근육으로, 팔을 굽히고 펴거나 어깨를 안쪽으로 돌리는 역할을 합니다.

큰가슴근이 경직되면 어깨를 몸쪽으로 잡아당겨 라운드 숄더의 원인이 됩니다. 라운드 숄더가 되면 견갑골이 벌어져 등이 굽게 됩니다.

큰가슴근 스트레칭은 천천히 호흡을 하면서 합니다. 이때 숨을 멈추지 않는 게 좋습니다.

팔을 비스듬히 위로 올려 10초간 정지, 팔과 옆구리가 거의 직각이 되도록 내려서 10초간 정지, 비스듬히 아래로 뻗어 10초간 정지합니다. 이 동작이 자연스럽게 이어지도록 합니다. 팔을 위로 비스듬히 뻗어 뒤로 넘길 때는 힘을 뺀 채 자신의 팔 무게로 팔이 내려간다는

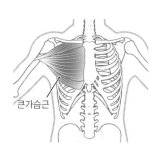

큰가슴근

느낌으로 합니다.

큰가슴근은 커다란 근육으로 상부·중부·하부의 3개 섬유로 나뉘어 있습니다. 이 스트레칭을 하면 3개 섬유 모두 순서대로 늘어납니다. 팔을 올리면 하부, 가운데까지 내리면 중부, 아래로 내리면 상부가 늘어나 큰가슴근 전체가 스트레칭됩니다.

다음은 페트병을 이용한 **등뼈 스트레칭**(72쪽)입니다. 등뼈는 가슴 근처에 있는 척추입니다. 이 스트레칭으로 굽은 등을 교정합니다.

2L짜리 빈 페트병을 준비해서 페트병을 등 견갑골 근처(여성의 경우 브래지어 라인 위)에 넣고 만세 자세로 누워 있기만 하면 됩니다. 페트병 위치는 실제 등 밑에 넣고 스트레칭을 했을 때 **등이 시원하게 쫙 펴지는 느낌이 드는 곳**에 넣으면 됩니다. 조금이라도 통증이 느껴지는 곳은 피하는 것이 좋습니다.

굽은 등과 굽은 목이 같이 있는 사람 중에는, 누운 채 목 밑에 페트병을 집어넣는 스트레칭(52쪽)도 동시에 하려는 사람도 있을 것입니다. 그러나 실제로 해 보면 목과 페트병 사이에 공간이 생겨서 효과가 없습니다. 따라서 페트병으로 하는 굽은 등과 굽은 목 스트레칭은 따로따로 하는 게 좋습니다.

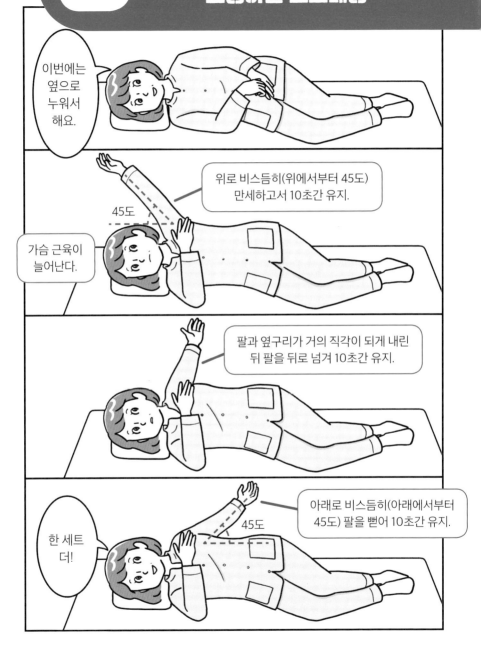

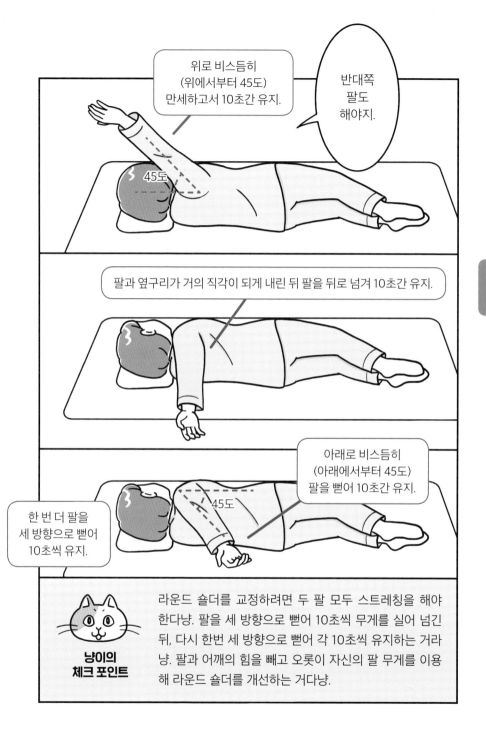

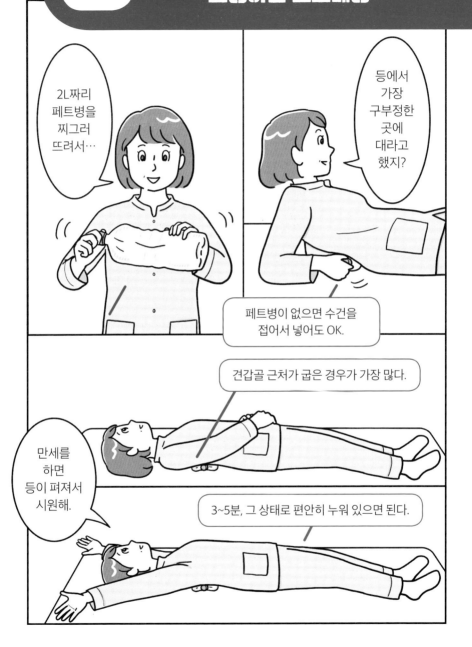

책상에 앉아 있는 시간이 길다면
의자나 벽을 이용해 등을 펴준다

책상 앞에 계속 앉아 있기만 하면 등이나 허리에 부담이 가서 새우등의 원인이 될 수도 있고 증상이 더 악화할 수도 있습니다. 사실은 공부나 일을 하는 중간에 누워서 등을 펴고 허리를 쉬게 하는 시간을 갖는 게 중요합니다. 하지만 밖에서 생활하는 도중에 누워서 쉬기란 쉽지 않죠.

이럴 때는 의자 등받이를 이용해 등을 펴주는 것이 좋습니다. 등이 등받이에 닿도록 앉아 등받이를 지렛목 삼아 최대한 등을 젖힙니다.

또 벽을 사용해 등을 펴주는 방법도 있습니다. 벽을 짚고 밀어내는 느낌으로 숨을 내쉬며 등을 꺾어 줍니다.

두 스트레칭 모두 등 전체를 펴는 스트레칭인데 이것만 해도 등과 어깨의 뭉친 근육이 풀립니다. 꼭 해 보길 바랍니다.

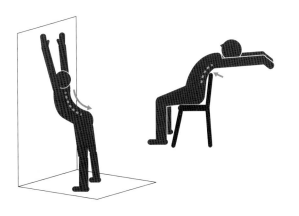

골반 후방경사부터 교정하자

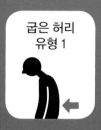

굽은 허리 체형은 먼저 ❶골반 후방경사를 교정하는 햄스트링 스트레칭(76쪽)부터 합니다. 햄스트링은 허벅지 뒤쪽 근육으로 골반의 궁둥뼈에서 무릎 뒤에 걸쳐 붙어 있습니다.

이 근육이 뻣뻣해지면 골반이 뒤로 기웁니다. 골반이 뒤로 기울면 허리뼈의 곡선이 사라져 굽은 허리가 되는 한 가지 요인이 됩니다. 또 허리가 굽은 사람은 햄스트링이 뻣뻣해서 허리가 잘 펴지지 않습니다. 그래서 허벅지 뒤를 스트레칭해서 허리가 잘 펴지도록 해야 합니다.

위를 보고 똑바로 누워 다리를 가슴 쪽으로 끌어당기면, 정확히 엉덩이부터 무릎 뒤에 걸친 근육이 늘어납니다. 이 스트레칭을 할 때는 무리해서 무릎을 펴지 않아도 됩니다. 햄스트링 스트레칭이므로 엉덩이부터 무릎까지의 허벅지 뒤쪽이 늘어나면 효과는 충분합니다. 무릎을 최대한 펴고 발바닥이 천장을 향하도록 쭉 뻗으면 종아리가 자극되고, 또 다리를 가슴 쪽으로 끌어당기면 허벅지 뒤쪽도 늘어납니다.

다음은 엎드려서 팔꿈치를 대고 눕는 ❷배곧은근(복직근) 스트레칭 (77쪽)입니다. 햄스트링을 늘리면 골반 후방경사가 조금 교정되므로 허리 펴기가 수월해져서 이 자세도 쉽습니다. 스트레칭의 목적은 배 곧은근이라는 배 근육 늘리기입니다.

배곧은근은 늑골, 명치 부근부터 두덩뼈까지에 붙어 있는 근육입니다. 허리가 굽어서 허리가 계속 둥글게 말려 있는 사람은 이 근육이 계속 수축된 상태입니다.

햄스트링과 배곧은근을 이완시켰다면 페트병을 이용해 굽은 허리를 교정(78쪽)합니다. 굽은 등과 마찬가지로 2L짜리 빈 페트병을 명치 뒤쪽 근처에 넣습니다. 두께는 시원한 정도로 조절합니다. 낮에 앉아 있는 시간이 길었다면 밤에 누워서 스트레칭을 하면서 허리를 펴주면 좋습니다.

다리 펴기가 힘들면 무릎을 굽혀도 괜찮습니다. 목이 불편한 사람은 베개를 베고 스트레칭을 해주세요.

▌골반 후방경사

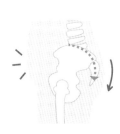

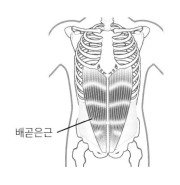

배곧은근

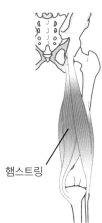

햄스트링

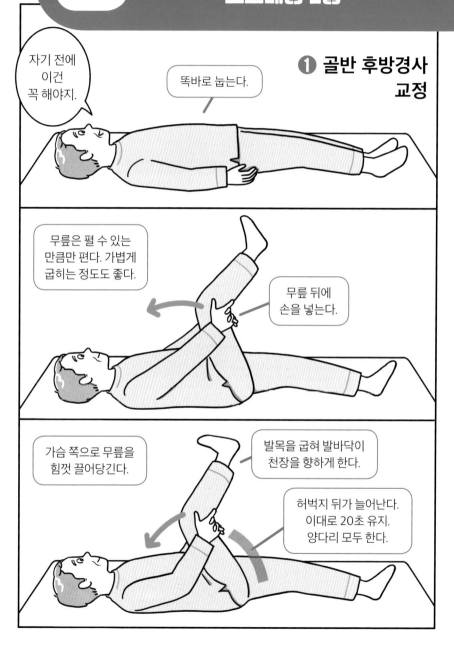

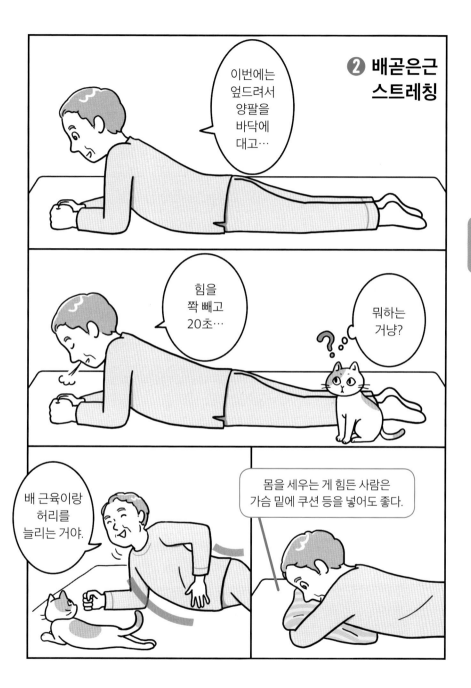

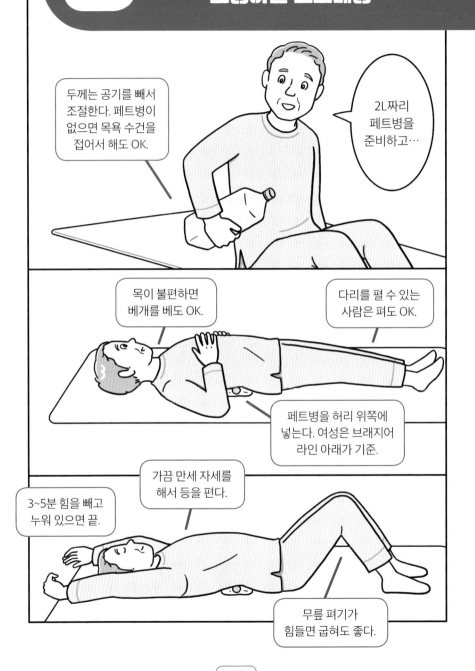

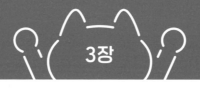

몸의 불균형을
간단히 교정하는
스트레칭

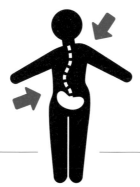

요통과 어깨결림의 원인인 몸의 비틀림, 신체 균형을 맞춰 새우등과 문제 증상 해결!

2장에서 소개한 새우등을 개선하는 근력 운동과 스트레칭을 매일 꾸준히 하면, 일자목과 둥글게 말린 등이 제자리로 돌아올 것입니다. 하지만 방심은 금물입니다.

일상생활에서 목과 척추에 부담이 가는 자세가 계속되면 새우등은 재발합니다. 따라서 새우등을 개선하는 근력 운동과 스트레칭은 꾸준히 해주세요.

새우등 개선 운동과 더불어 몸의 균형을 잡아주는 스트레칭도 해주면 좋습니다. 새우등과 몸의 균형은 연관이 있기 때문입니다.

새우등의 원인으로 장시간의 책상 업무, 스마트폰과 컴퓨터 작업을 꼽았습니다. 앉아서 계속 아래를 바라보는 자세는 몸의 균형을 무너뜨려 몸이 틀어지게 합니다. 또 다리를 꼬고 앉거나 옆으로 앉는 습관, 항상 같은 어깨에 가방을 메는 생활 습관도 몸의 균형을 망가뜨리는 요인입니다.

거울 앞에 서서 어깨나 골반의 좌우 균형이 잘 잡혀 있는지 확인해 보세요.

어깨높이나 허리 곡선 모양이 좌우가 다르다면, 몸의 균형이 안 맞고 틀어져 있다는 증거입니다. 신체 불균형은 척추에 부담을 줍니다. 이는 요통이나 어깨결림 등 통증을 유발하는 원인이 되기도 합니다.

틀어진 몸은 스트레칭으로 바로잡을 수 있습니다. 이를테면 거울을 보고 왼쪽 어깨보다 오른쪽 어깨가 더 올라갔다는 걸 알았다면, 오른쪽 어깨를 스트레칭을 해서 바로잡으면 됩니다.

매일 할 필요는 없고 거울을 보고 '좌우 균형이 안 맞네'라고 생각되면 그때그때 하면 됩니다.

새우등 체형 대부분은 허리뼈가 비틀어져 있습니다. 허리뼈가 비틀어져 있다는 것은 허리뼈가 오른쪽이나 왼쪽으로 살짝 돌아간 상태를 말합니다. 비틀린 상태로 방치하면 요통뿐 아니라, 척추 내부를 통과하는 척추관 속 신경을 압박해 '척추관 협착증'으로 이어질 수도 있습니다. 척추관 협착증이 생기면 엉덩이부터 다리까지가 저립니다.

허리뼈가 어느 쪽으로 비틀어져 있는지 누워서 체크(92쪽)한 뒤 즉시 비틀림을 바로잡는 스트레칭을 해 보세요. 이 스트레칭은 매우 간단하고 잠자리에 들기 전에 잠깐만 해도 요통에 도움이 됩니다.

불균형은
어깨·골반에서 나타난다

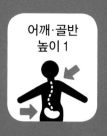

먼저 거울 앞에 서서 좌우 어깨높이가 다른지 확인하세요. 확연히 다른 사람이 의외로 많습니다. 높이가 다른 이유는 상부 등세모근이라는 근육이 굳어 있기 때문입니다.

상부 등세모근은 머리 뒤부터 쇄골 바깥쪽에 걸쳐 붙어 있는 근육인데 어깨를 올리거나 내릴 때, 목을 움직일 때, 필을 올릴 때 움직입니다. 이 근육이 딱딱하게 굳으면 어깨가 올라갑니다. 근육이 굳는 원인은 골반이 틀어져 불균형을 맞추려다 보니 어깨가 계속 올라가서 굳어졌을 수도 있고, 가방을 항상 왼쪽이나 오른쪽, 같은 쪽으로만 매서 그럴 수도 있습니다.

올라간 쪽 어깨의 상부 등세모근을 스트레칭해서 근육을 풀어주면 어깨높이가 같아집니다. 올라간 쪽 어깨만 스트레칭해도 됩니다.

어깨 높이뿐 아니라 허리 라인도 체크

거울을 보며 허리 라인을 체크해 봅시다.

허리 라인의 좌우 곡선이 다른가요? 원래 골반 높이는 좌우가 같아야 정상인데 한쪽 골반은 내려가고, 대신 반대쪽 골반이 올라가면서 양쪽 허리 라인이 비대칭이 되는 것입니다.

예를 들어 오른쪽이 왼쪽보다 잘룩하면 왼쪽 골반이 내려가고 오른쪽 골반이 올라갔다는 뜻입니다. 오른쪽 골반이 올라가면 척추는 균형을 맞추려고 왼쪽으로 휩니다. 골반 틀어짐이 척추의 틀어짐으로 이어지는 거죠. 86쪽의 스트레칭은 내려간 골반을 올려 좌우 골반의 높이를 맞추고 척추의 틀어짐도 교정하는 운동입니다.

엎드려 누워서 다리를 개구리 모양으로 하고 고관절을 힘껏 구부리면 내려간 쪽 골반이 쭉 올라옵니다. 고관절을 굽혔을 때 통증이 있다면 무리하게 구부리지 말고 통증이 없는 범위에서 스트레칭을 합니다.

어깨와 골반의 높이를 조정하는 스트레칭은 반드시 양쪽 모두 할 필요는 없고 신경이 쓰이는 쪽만 조정하면 됩니다. 또 어깨 높이나 허리 라인이 특별히 신경 쓰이지 않는다면 스트레칭을 하지 않아도 됩니다.

좌우 어깨 높이 맞추기

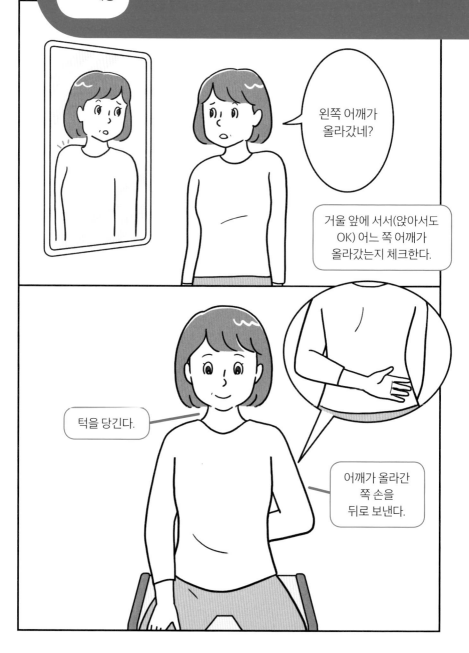

왼쪽 어깨가
올라갔네?

거울 앞에 서서(앉아서도
OK) 어느 쪽 어깨가
올라갔는지 체크한다.

턱을 당긴다.

어깨가 올라간
쪽 손을
뒤로 보낸다.

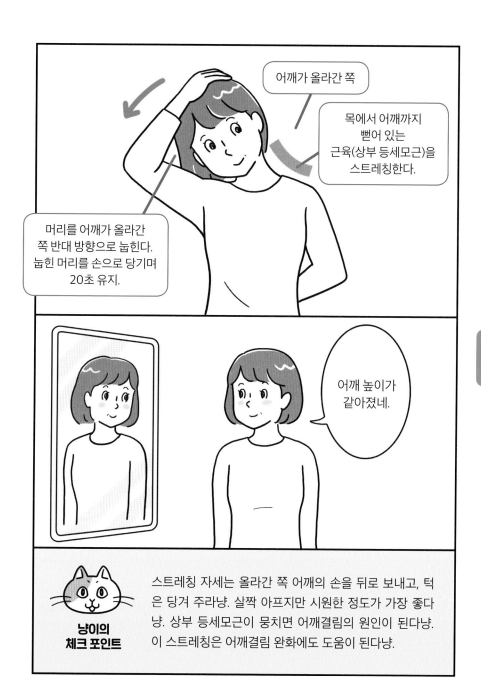

냥이의 체크 포인트

스트레칭 자세는 올라간 쪽 어깨의 손을 뒤로 보내고, 턱은 당겨 주라냥. 살짝 아프지만 시원한 정도가 가장 좋다냥. 상부 등세모근이 뭉치면 어깨결림의 원인이 된다냥. 이 스트레칭은 어깨결림 완화에도 도움이 된다냥.

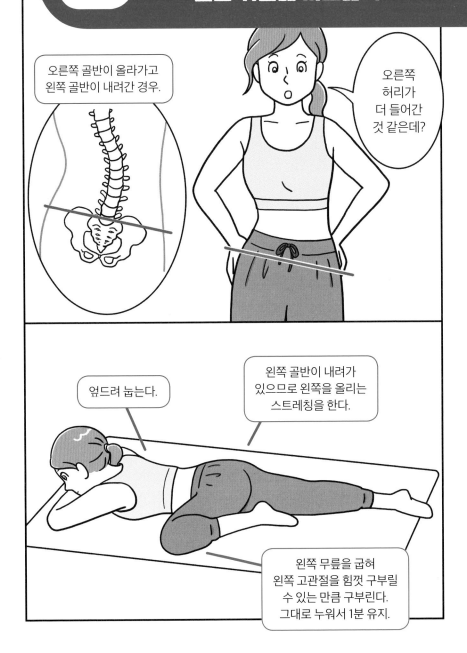

골반 교정 쿠션은 효과가 있을까?

책상 업무 등으로 장시간 앉아 있어야 하는 사람 중에는 '골반 교정 쿠션' 같은 제품을 사용하는 사람도 있을 겁니다. 골반 교정 쿠션은 앉았을 때 골반을 바로 세워 바른 자세를 유지하게 해주는 쿠션으로 일부 제품은 요통에 도움이 된다고 광고하기도 합니다.

골반 교정 쿠션을 사용하는 건 괜찮지만, 장시간 사용은 피하는 게 좋습니다.

교정 쿠션을 사용하면 근육이 피곤한데도 골반을 세우고 등줄기를 곧게 편 자세를 하고 있어야 합니다. 114쪽에서도 소개하겠지만, 앉아 있을 때는 근육을 사용한 자세, 근육을 쉬게 하는 자세를 번갈아 가며 취해야 합니다.

쿠션을 사용해도 등을 구부렸을 때처럼 근육을 쉬게 하는 자세를 할 수 있다면 괜찮겠지만, 그렇지 않다면 쿠션을 빼고 편한 자세로 앉아 있는 시간을 가져야 합니다.

사실 골반 교정 쿠션을 사용하면 자기 근육은 거의 쓰지 않기 때문에 근력 운동은 별로 되지 않습니다. 따라서 골반 교정 쿠션에 지나치게 의존하지 말고 장시간 사용하지 않도록 주의하세요.

3장

새우등 체형 대부분은 허리뼈가 비틀어져 있다!

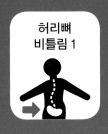

허리뼈
비틀림 1

새우등으로 등뼈의 움직임이 부자연스러워지면 허리뼈가 비틀어지기 쉽습니다. 허리뼈 비틀림은 요통은 물론이고 척추관 협착층의 원인이 되기도 합니다. 따라서 새우등을 개선하는 스트레칭과 더불어 허리뼈의 비틀림을 교정하는 스트레칭도 하도록 합니다.

자, 이렇게 설명하긴 했지만, 여러분 중에는 '허리뼈 비틀림이 뭐지?' 하고 궁금해 하는 사람이 있을 것입니다. 그래서 허리뼈 비틀림에 대해 조금 설명해 보겠습니다.

지금까지 나는 수많은 척추관 협착증 환자에게 통증 완화 시술을 해 왔는데 촉진을 하면서 환자의 허리뼈가 틀어져 있다는 사실을 발견했습니다.

환자의 척추를 손가락으로 짚으며 위에서 아래로 내려가다 보면 곧게 뻗어 있어야 할 허리뼈가 오른쪽이나 왼쪽으로 휘어져 있고, 극상돌기라는 허리뼈의 뾰족한 부분이 한쪽으로 약간 어긋나 있음을

▌ 허리뼈 비틀림이란?

왼쪽으로 비틀림	오른쪽으로 비틀림
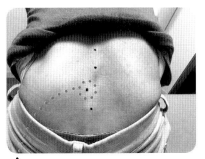	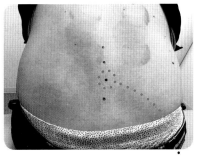
허리뼈의 극상돌기가 왼쪽으로 틀어져 있다.	허리뼈의 극상돌기가 약간 오른쪽으로 틀어져 있다.

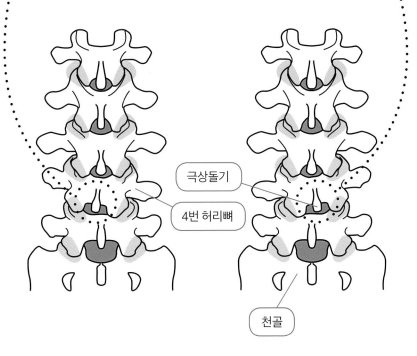

극상돌기

4번 허리뼈

천골

느낄 수 있습니다. 어긋났다기보다 비틀어져 있다는 표현이 더 정확합니다. 게다가 10도도 안 되는 아주 미세한 각도로 틀어져 있어서 엑스레이를 찍어도 발견하기 어렵습니다.

특히 아래쪽에 있는 4번 허리뼈가 비틀어진 경우가 많습니다. 제일 밑에 있는 5번 허리뼈는 엉치뼈(골반의 상부후방) 바로 위에 있어서 움직임이 적기 때문에 사실상 그 위에 있는 4번 허리뼈가 가장 부담을 많이 받습니다.

허리뼈가 비틀어지면 동시에 추간판도 비틀어져 추간판 헤르니아가 발생할 수도 있습니다.

허리뼈는 왜 비틀어질까?

허리뼈가 비틀어지는 대표적인 원인은 생활 습관입니다. 얼굴만 옆으로 돌리고 TV를 보거나 옆으로 앉는 등 습관적으로 몸을 비틀거나, 장시간의 책상 업무 또는 스마트폰 조작으로 계속 아래를 보는 등 일상적으로 무심코 취하는 자세가 몸이 비틀어지는 원인이 됩니다.

또 새우등과도 관계가 있습니다. 새우등이 되면 척추가 둥글게 말려 등뼈의 움직임이 나빠집니다. 그러면 몸을 비트는 동작에서 등뼈를 제대로 사용할 수 없어 허리뼈에 부담이 가죠. 이것이 비틀림으로 이어지는 것입니다.

그래서 새우등 체형 대부분은 허리뼈가 비틀어져 있다고 해도 과언이 아닙니다.

따라서 비틀림을 해소하는 스트레칭을 해서 허리뼈의 비틀림을 개선하고, 비틀림이 재발하지 않도록 예방해야 합니다. (비틀림과 척추관 협착증의 관계에 대해서는《누워서 1분! 스스로 척추관 협착증을 고치는 책》에 자세한 설명이 나오므로 관심 있는 독자는 읽어보기 바랍니다.)

엉덩이 두드리기로 자극을 줘서 허리뼈 비틀림 개선

비틀림을 개선하는 스트레칭에서는 먼저 허리뼈가 오른쪽이나 왼쪽 중 어느 쪽으로 비틀어져 있는지 체크한 후 바로 스트레칭에 시작합니다.

똑바로 누워 무릎을 세우고 양다리를 모아 오른쪽, 왼쪽으로 넘겨봅니다. 이때 잘 넘어가지 않는 쪽, 또는 넘기면 땅기는 느낌이 드는 쪽이 있다면, 그쪽으로 허리뼈가 비틀어졌다고 볼 수 있습니다. 예를 들어 양다리를 오른쪽으로 넘기기가 힘들다면 오른쪽으로 비틀어져 있는 것입니다.

스트레칭은 넘기기 힘든 쪽 다리부터 시작합니다. 사람의 몸은 나쁜 상태를 올바르게 되돌리려는 복원력이 있어서 '먼저 나쁜 쪽→원래 교정하고 싶은 쪽' 순서로 해야 움직임이 더 편합니다.

스트레칭을 할 때는 무릎을 넘긴 쪽의 반대편 엉덩이를 손바닥으로 20회 두드리세요. 너무 세게는 말고 시원한 통증이 느껴질 정도도, 팡팡 소리가 날 정도면 됩니다.

엉덩이 두드리기 스트레칭은 허리뼈의 비틀림뿐 아니라 앞으로 튀어나온 골반을 원래 위치로 되돌려 허리뼈에 가해지는 부담을 줄이는 효과가 있습니다.

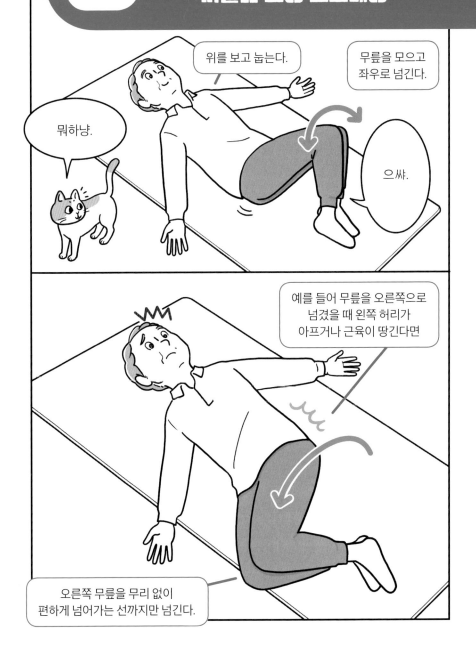

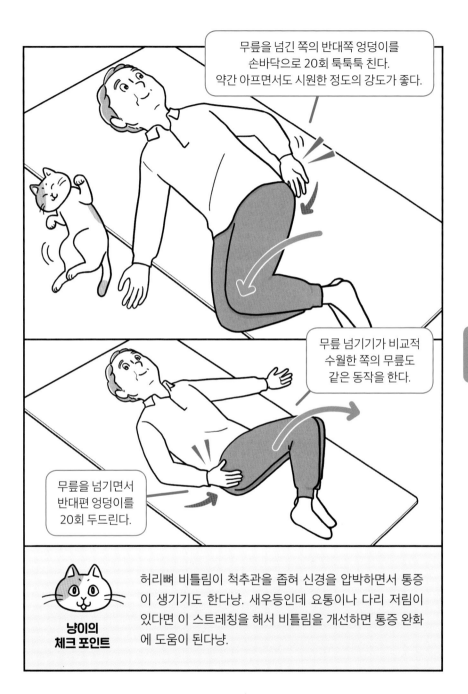

골반의 '관절낭'을 진동시켜
허리뼈의 비틀림을 교정하자

바로 앞에서 소개한 엉덩이 두드리기 스트레칭을 하면 두드릴 때 발생하는 진동이 골반이나 허리뼈의 관절에 있는 '관절낭'에 전달됩니다. 관절낭이란 관절을 감싸고 있는 주머니 같은 것으로, 관절의 안정성을 유지하고 부드럽게 움직일 수 있게 돕는 막입니다.

관절낭은 장시간 움직이지 않으면 딱딱해지는 특성이 있습니다. 그래서 오래 앉아 있거나 하면 골반과 허리뼈에 있는 관절낭이 굳어 관절이 불안정해지고 움직임이 부자연스러워져서 허리뼈의 비틀림이 발생합니다.

관절낭은 진동 자극을 주면 부드러워지기 때문에 **엉덩이를 두드려 주면 허리뼈의 비틀림이 개선될 뿐 아니라 골반 교정에도 도움이 됩니다.**

관절낭은 부드러운 자극에 반응하는 성질이 있으므로 엉덩이 두드리기 스트레칭은 너무 세게 하지 않아도 괜찮습니다.

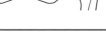

관절낭

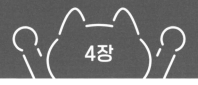

요통과
다리 저림을
단번에 해결하는
3가지 스트레칭

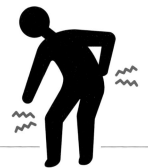

굽은 등·굽은 허리의 단골 불청객! 요통과 다리 저림, 이렇게 대비하자

새우등 중에서도 특히 굽은 등과 굽은 허리는 요통이나 다리 저림과 떼려야 뗄 수 없는 관계입니다.

서장에서 이미 굽은 등 체형인 사람 중에 요통 및 좌골신경통 환자가 흔하다는 것, 또 척추관 협착증과 요추미끄럼증도 많아서 다리 저림 등의 증상을 호소하는 사람이 많음을 설명했습니다. 더불어 다리 저림, 압박 골절과 변형성 허리뼈증, 추간판 헤르니아 등의 증상이 나타나기도 합니다.

새우등이 되면 등뼈의 움직임이 나빠지면서 허리뼈에 부담이 가고, 결과적으로 허리뼈가 비틀어지기도 합니다. 그러면 척추관 안의 신경이 압박되어 요통과 다리 저림 등의 증상이 나타납니다.

이 장에서는 이러한 불편한 증상을 완화하는 3가지 스트레칭을 소개하려고 합니다.

❶척추 유연성을 늘리는 스트레칭(100쪽)에서는 등뼈의 움직임을 부드럽게 해 허리뼈가 받는 부담을 줄입니다. 요통을 완화할 뿐 아니라 허리뼈의 비틀림도 예방됩니다.

❷큰허리근(대요근) 풀기(104쪽)는 딱딱해진 허리 근육을 풀어 허리 혈액 순환을 개선함으로써 요통을 완화하는 동작입니다. 큰허리근은 걸을 때 다리를 들어 올리는 근육이라서 이 근육의 움직임이 좋아지면 약간의 단차에 걸려 넘어질 뻔하거나 실제로 걸려 넘어지는 사고를 예방할 수 있습니다.

❸다리 근막 케어(108쪽)는 다리 저림을 해소하는 데 효과적입니다. 근막이란 근육을 덮고 있는 얇은 막으로 근막의 유착은 저림의 원인이 됩니다. 유착한 부분의 근막을 풀어 저림을 해소합니다.

다리 저림은 허리 신경이 압박을 받아 혈류 장애가 생기면 허리 아래쪽에 다리 저림이라는 형태로 나타나기도 합니다. 다리 저림을 치료하기 위해서는 ❶과 ❷의 요통 해소 스트레칭도 병행하면 더 효과적입니다. 또 2장에서 소개한 새우등 교정, 허리뼈의 비틀림 교정 등 통증의 근본 원인을 치료하는 스트레칭도 잊지 말도록 합시다.

4장

척추 유연성을 늘려야 요통이 완화된다

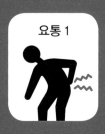

요통 1

척추는 목뼈, 등뼈, 허리뼈, 엉치뼈, 꼬리뼈라 불리는 추골이 겹겹이 쌓여 이루어져 있습니다. 척추와 추골은 상반신을 지탱하는 역할을 하며, 상반신을 앞으로 숙이거나 뒤로 젖히기, 좌우로 돌리기, 옆으로 기울이기 등의 움직임이 가능하게 합니다. 이 같은 움직임이 가능한 이유는 척추와 추골이 연결되어 관절처럼 움직이기 때문입니다.

관절이 움직이는 범위를 가동역(可動域)이라고 합니다. 가동역의 범위는 정해져 있는데, 근육 상태에 따라 가동역이 좁아지기도 합니다. 관절과 근육의 가동역이 좋은 것을 유연성이 좋다고도 합니다.

척추 중에서도 목뼈는 움직임이 좋은 부위로 가동역은 앞으로 60도, 뒤로 50도, 좌우로는 각 50도까지 기울일 수 있고, 각 60도까지 회전할 수 있습니다.

우리는 일상생활을 하면서 목을 계속 움직이고 뒤에 있는 물건을 집거나 뒤로 손을 뻗는 등 허리를 크게 움직일 때도 많습니다. 목뼈

의 가동역이 넓은 데 반해 허리뼈의 회전 가동역은 5~15도 정도로
좁은 편입니다.

등뼈에서 허리뼈까지의 척추 유연성을 늘린다

허리를 돌릴 때 우리 몸이 주로 의지하는 부분은 등뼈입니다. 등
뼈의 가동역은 30~35도입니다. 허리를 돌릴 때 사실은 등뼈를 회전
시키고 있는 셈이죠. 따라서 등뼈의 가동역이 좁아지면 즉, 유연성이 낮
아지면 허리뼈에 부담이 가서 요통이 발생합니다.

등뼈의 유연성을 떨어뜨리는 원인 중 하나가 새우등입니다.

새우등 때문에 등이 둥글게 말려 있으면 등뼈에서 골반까지 퍼져
있는 넓은등근과 척추를 지탱하는 근육이 항상 늘어난 상태로 딱딱하
게 굳습니다. 그러면 등뼈의 움직임이 제한돼 유연성이 떨어지게 되
는 것이죠.

등을 유연하게 만들려면 등에서
허리까지 이어지는 근육인 넓은등근
과 척주세움근, 엉덩이 근육을 부드
럽게 풀어야 합니다. 등이 유연해
지면 일상생활에서 허리를 돌릴
때 허리뼈에 가해지던 부담이 줄
어들어 척추관 협착증이나 좌골
신경통 같은 요통이 완화됩니다.

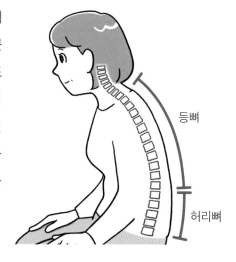

등뼈

허리뼈

❶ 누운 김에 척추 유연성을 늘리는 스트레칭

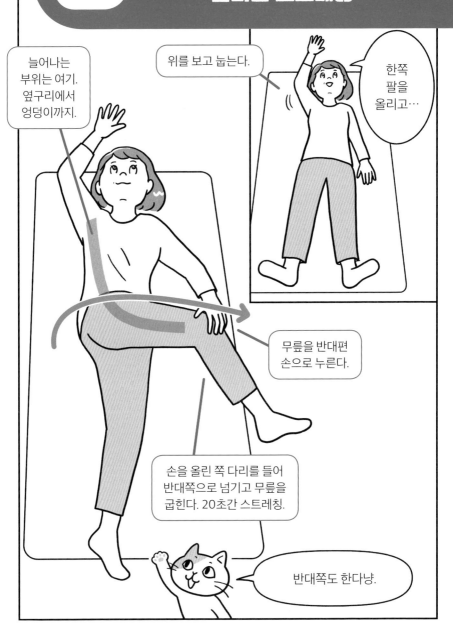

새우등이 되지 않는 올바른 배낭 메는 법

짐을 들 때는 신체 균형을 유지하기 위해 배낭을 추천합니다. 숄더백을 사용해야 한다면 좌우 어깨에 번갈아 가며 메는 게 좋습니다.

하지만 배낭을 메는 방법이 올바르지 않으면 척추 비틀림을 유발해 새우등이 될 수 있습니다. 특히 어깨끈 길이를 잘 조절해야 합니다.

배낭을 멜 때 어깨끈을 길게 늘리면 짐의 무게 때문에 골반이 뒤로 기울고, 균형을 잡느라 목이나 어깨가 앞으로 튀어나와 등이 동그랗게 말립니다. 몸에 맞는 어깨끈 길이는 배낭을 멨을 때 배낭 바닥이 허리 위에 오는 정도입니다. 그리고 배낭의 등받이 부분과 등 사이에 틈이 생기지 않아야 합니다.

배낭에 물건을 너무 많이 넣지 않는 것도 중요합니다. 배낭이 무거우면 뒤로 넘어지지 않으려고 자연스레 몸을 앞으로 숙이게 됩니다. 이것도 등이 굽는 원인 중 하나입니다. 또 무게 때문에 뒤로 쏠리면 배낭을 떨어뜨리지 않으려고 어깨를 안쪽으로 움츠리기도 합니다. 배낭을 멜 때는 불필요한 물건은 넣지 말고 되도록 가볍게 사용하세요.

4장

내 몸의 중심!
큰허리근 풀기

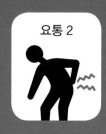

요통 2

큰허리근은 허리뼈에서 고관절로 이어지는 근육입니다. 큰허리근의 가장 큰 역할은 자세 유지로, 큰허리근이 굳으면 바른 자세를 유지하기가 어렵습니다. 큰허리근이 딱딱해지면 고관절을 뒤로 빼기가 어려워 허리뼈는 항상 앞으로 당겨진 상태를 유지합니다. 그러면 몸은 서 있거나 걸을 때 균형을 맞추려고 허리를 뒤로 젖히게 됩니다. 허리가 휠수록 큰허리근은 더 수축하고 딱딱해집니다. 새우등에 허리까지 휜 사람은 큰허리근이 유연성을 잃고 딱딱하게 굳은 상태입니다.

또 휜 허리나 새우등이 아니더라도, 오랜 시간 책상에 앉아있거나 운동이 부족한 사람도 큰허리근이 굳어 뻣뻣해졌을 것입니다.

다음 5장에는 의자에 앉아 있을 때 바른 자세와 힘을 뺀 자세를 번갈아 하라고 권하는 내용이 나옵니다(114쪽). 큰허리근이 굳은 사람은 바른 자세를 유지하기가 어려워 힘을 빼고 앉아 있는 시간이 길어집니다. 이런 습관들이 새우등으로 이어지는 것입니다.

큰허리근은 걸을 때 다리를 들어 올리는 근육이기도 한 만큼, 이 근육이 약해지면 다리가 잘 올라가지 않게 됩니다. 그래서 **약간의 단차에도 비틀거리거나 쉽게 넘어질 위험이 큽니다.**

요통을 예방하고, 바른 자세를 유지하며, 휜 허리와 새우등을 예방하기 위해서라도 큰허리근의 뭉침을 풀고 유연성을 회복하는 '큰허리근 풀기'를 해야 합니다.

큰허리근은 몸 안에 있는 속 근육으로 배꼽에서 손가락 네 개 정도 바깥쪽에 있습니다. 스트레칭을 할 때는 양 무릎을 세우고 똑바로 누워 배를 손가락으로 눌러 주세요. 큰허리근에 자극을 주어 부드럽게 할 수 있습니다. 큰허리근이 풀리면 요통 완화뿐 아니라 혈액 순환이 좋아져 내장 운동도 활발해집니다.

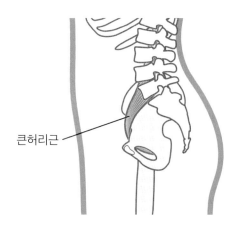

큰허리근

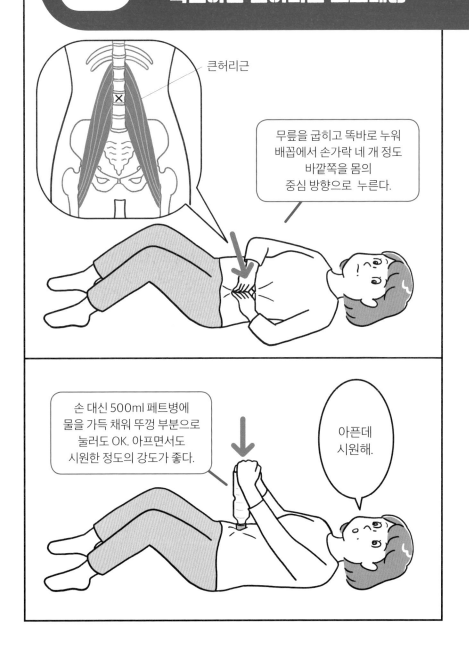

근막이 유착하면 저리는 이유

근막이란 근육을 감싸고 있는 부드럽고 얇은 막으로, 주로 콜라 겐으로 이루어져 있습니다. 근막은 우리 몸 전체의 모든 근 육을 비롯해 내장, 혈관, 골격, 신경에 이르기까지 몸을 구성 하는 모든 조직을 덮고 있습니다.

근막은 신축성이 뛰어난데, 접착제처럼 유착이 잘 된다는 특성도 있습니다. 근막이 근막끼리, 또는 근접한 근육이나 피부 에 유착하면 신축성이 떨어져 딱딱해집니다. 그러면 근육이 굳고 혈액 순환도 나빠지기 때문에 경우에 따라서는 통증과 저림을 유 발하기도 합니다.

다리 근막 케어로 달라붙은 근막을 간단히 풀어 원래의 유 연성을 회복시켜 봅시다.

▌근막

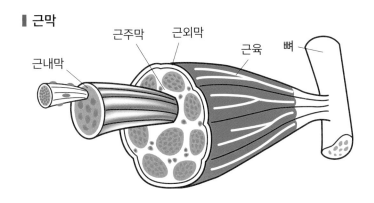

근막 유착을 제거하여 다리 저림을 없앤다

다리 저림 1

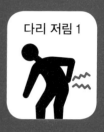

다리 저림은 척추 뒤를 통과하는 척추관 내 신경이 압박을 받아 일어나는 증상입니다. 또 이상근 증후군이라고 해서, 엉덩이 근육인 이상근이 굳어서 신경이 압박되면 다리 저림 증상이 발생하기도 합니다.

따라서 다리 저림 증상이 있다면, 우선 저림의 근본 원인인 허리뼈의 비틀림과 허리, 고관절 주변의 경직을 개선하고, 나아가 새우등도 교정해야 합니다. 그래도 여전히 다리가 저리다면 **저린 부위 자체의 근막 유착이 저림의 원인**일 수 있습니다.

이럴 때는 근막 케어를 통해 유착을 제거하면 좋습니다. 다리 저림을 개선하는 근막 케어는 **저리는 부분의 피부를 손가락으로 꼬집은 상태로 세로로 5번, 가로로 5번 움직입니다.** 그러면 근막 유착이 풀려 근육의 혈류가 좋아지고 통증과 저림이 완화됩니다.

특히 저림이 심한 곳이 있으면 그곳을 중점적으로 합니다. 또 다리 전체에 당기는 느낌이나 무겁고 나른한 불쾌감이 느껴질 때도 이 근막 케어를 하면 좋습니다. 근막 케어를 하지 않은 쪽 다리와 비교하면 근육이 부드러워지고, 다리가 가벼워진 것을 느낄 수 있습니다.

특히 입욕 후에는 몸이 따뜻해져서 더욱 유연하므로 근막 케어 효과가 더 빠르게 나타납니다.

▌발등과 발바닥의 근막 케어

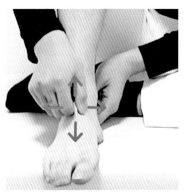

저림이 가장 심한 곳의 피부를 손가락으로 집어 가로세로 방향으로 5번씩 움직인다.

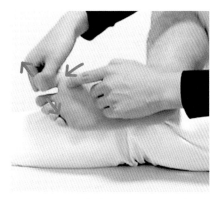

발바닥을 꼬집기 힘들면 저린 곳을 지압하면서 발가락을 앞뒤로 움직인다.

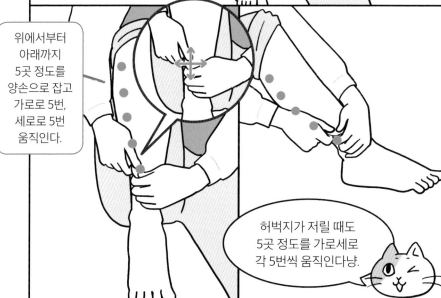

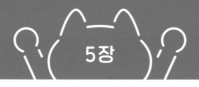

5장

나이 들어도
'꼿꼿하게'
젊음을 유지하는
건강 습관

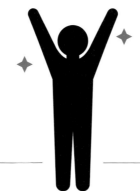

"어? 이건 몰랐네", 조금은 의외인 새우등 예방 생활 습관!

지금까지 새우등이 되게 하는 '모든 악의 근원은 자세다'라는 이야기를 반복했는데, 자세는 생활 습관과 관계가 깊습니다. 아무리 스트레칭으로 새우등을 교정한들 생활 습관을 개선하지 않으면 새우등은 재발합니다. 그래서 이번 장에서는 새우등을 막는 생활 습관을 소개하려고 하는데, 조금 의외라 생각할 수도 있습니다.

첫 번째로는 굽은 목의 원인인 스마트폰과 관련한 생활 습관입니다. 고개를 숙이고 장시간 화면을 보는 습관은 일자목을 만듭니다. 그래서 **스마트폰을 볼 때는 누워서 보는 게 좋습니다.** 누워서 시선과 스마트폰 화면이 같은 높이에 오도록 합니다.

굽은 등과 굽은 허리의 가장 큰 원인은 앉은 자세였습니다. 그럼 새우등이 되지 않으려면 어떻게 앉아야 할까요? 대부분 '등을 쫙 펴고 앉는다'라고 대답할 텐데요, 그렇지 않습니다.

낮 동안 계속 앉아서 일을 하거나 TV를 보고 집안일을 할 때 취하는 자세는 척추에 부담이 갑니다. 이 부담을 덜어 주기 위해서라도 낮 동안 누워 있는 시간을 만들어 주세요. 특히 연세가 많으신 분들은 낮에 누워 있는 행동을 '게으르다'고 생각하는 듯합니다. 그래서 좀처럼 누워 있지 못하는 사람이 많습니다. 그러나 **척추를 위해서는 누워 있는 시간을 갖는 게 매우 중요합니다.**

누워 있는 시간이 꼭 필요한 만큼 침구 선택도 중요합니다. 충분히 자도 피곤이 풀리지 않는다면 베개나 매트 등의 침구를 교체해 보면 어떨까요? 침구 선택 시 중요한 포인트는, 자면서 몸을 뒤척이기 편한가입니다. 양질의 숙면을 위한 베개 높이와 매트리스 강도에 대해서도 소개하겠습니다.

또 서 있을 때보다 앉아 있을 때 허리에 더 큰 부담이 갑니다. 어쩔 수 없이 바닥에 앉아야 할 때는 방석을 깔고 앉는 게 좋습니다.

마지막으로 중요한 것은 식사입니다. 새우등 때문에 위장 장애가 발생하기도 하지만, 반대로 위장이나 간 기능이 나쁘면 새우등이 될 가능성이 큽니다. 그 이유와 새우등을 예방하는 식사법 대해서도 설명할 예정입니다.

이 장에서는 '꼿꼿한 등!'을 유지하기 위한 생활 습관을 하나하나 소개해 보려고 합니다.

스마트폰은 누워서 본다

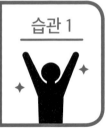

장시간의 스마트폰 사용은 목을 일자목으로 변형시키고, 나아가 굽은 목의 원인이 됩니다. 그렇다고 스마트폰을 전혀 쓰지 않는 생활은 이젠 상상할 수도 없습니다. 그래서 일자목을 막아주는 스마트폰 사용법을 소개하려고 합니다.

일자목의 원인은 계속 아래를 바라보는 자세에 있습니다. 따라서 스마트폰을 볼 때는 누워서 보도록 합시다.

'누워서 스마트폰을 한다고?' 이 방법이 게으르고 한심해 보인다는 이유로 거부감을 느끼는 사람이 있을 수 있습니다. 그러나 굽은 목 예방을 위해서는 누워서 스마트폰을 하는 자세가 좋습니다.

똑바로 누워서 시선 바로 위에 스마트폰을 놓고 봅니다. 단 이 자세를 하면 스마트폰을 들고 있는 팔이 점점 아플 것입니다. 그러면 엎드려서 했다가 또 힘들어지면 다시 똑바로 눕고… 보통 이렇게 누운 자세를 이리저리 바꿔가며 스마트폰을 합니다.

몇 분 정도라면 의자에 앉아 스마트폰을 해도 되지만, 한번 스마트폰을 보기 시작하면 좀처럼 몇 분 안에 끝나지 않고 대개는 시간이 길어지기 마련이죠. 따라서 만약 아이가 의자에 앉아 스마트폰을 하고 있다면 "목에 좋지 않으니 누워서 하렴"이라고 말해주세요.

누울 수 없을 때는 되도록 스마트폰 화면과 시선의 높이를 맞추는 게 좋습니다. 또 누우면 척추를 쉬게 할 수도 있습니다.

TV를 볼 때도 TV 화면과 눈높이가 같은 높이에 오는 것이 이상적입니다. 아니면 TV 화면을 조금 내려다보는 위치가 좋습니다. 시선보다 화면이 위에 오는 위치는 좋지 않습니다. 올려다보느라 등이 구부정해지면 새우등이 될 수 있습니다.

▎스마트폰은 누워서 시선 위에 두고 본다

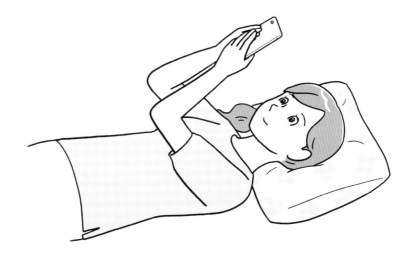

항상 등을 꼿꼿이 세우고 앉을 필요는 없다!

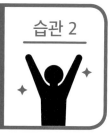

    일반적으로 올바른 앉은 자세라고 하면, 골반을 똑바로 세우고 등줄기를 곧게 편 자세를 떠올립니다. 이것은 등근육과 배근육을 사용해 앉은 자세입니다. 이 반대가 등줄기를 펴지 않고 힘을 빼고 앉은 자세입니다.

    어느 쪽 자세가 편하냐 하면, 당연히 힘을 뺀 쪽입니다. 근육을 사용하지 않기 때문입니다. 그럼 근육을 사용하지 않으면 어디를 사용할까요?

    힘을 빼고 앉은 자세는 인대를 사용합니다. 인대는 척추를 구성하는 척추체와 척추체 사이를 연결하는 조직으로, 척추를 굽히고 펴는 동작에 도움을 줍니다. 이 인대가 두꺼워지면 등 뒤에서 척추관을 압박해 협착증을 일으키는 요인이 됩니다.

    인대를 사용해 앉는 자세를 오래 하면 인대가 항상 늘어난 상태에서 부담이 가해져 척추관 협착증이 발생할 수도 있고, 추간판 헤르니아가 생기거나 척추체 골절의 원인이 되기도 합니다.

그렇다고 근육을 사용해 계속 바른 자세로 앉아 있어야 좋은가 하면 꼭 그렇지 않습니다. 근육을 사용해 앉으면 근육에 피로감이 쌓이고 뻣뻣해져 혈액 순환이 나빠집니다. 이것이 요통이나 어깨결림으로 이어지기도 합니다.

그래서 근육을 사용해 앉는 자세와 근육을 쉬게 하는 자세를 교대로 하면 좋습니다.

그렇다면 몇 분 간격으로 하는 것이 좋을까요? 30분 정도가 좋습니다. 그러나 새우등으로 등이 둥글게 말린 사람이 등을 곧게 펴고 30분이나 앉아 있는 것은 무리입니다. 새우등으로 근육이 굳어 마음대로 움직이지 않기 때문입니다.

힘들면 긴장을 풀고 앉고 다리는 번갈아 가며 꼰다

그래서 올바른 자세로 앉아 있다가도 등이 피곤해지면 긴장을 풀고 앉습니다. 30분에 집착하지 마세요. 5분이든 15분이든 상관없습니다. 피곤하면 긴장을 풀고 축 늘어진 자세로 앉아서 근육을 쉬게 하고, 쉬었으면 다시 등을 쫙 펴고… 이렇게 번갈아 가며 해주세요.

올바른 자세로 앉는 것을 등 근육을 단련하는 가벼운 근력 운동이라고 생각하면 좋습니다. 이렇게 생각하며 올바르게 앉아 있는 시간을 점점 늘리다 보면, 언젠가는 등을 곧게 펴고 30분간 앉아 있을 수 있게 됩니다.

그러나 올바른 자세로 앉을 수 있게 됐다 하더라도, 계속 앉아만

5장

있는 건 좋지 않습니다. 되도록 30분에 한 번은 일어나서 잠깐 쉬는 게 좋습니다.

힘을 빼고 앉을 때 다리를 꼬는 사람도 있습니다. 다리를 꼬면 몸이 비틀어지고 근육의 균형이 깨지기 때문에 좋지 않다는 의견도 있습니다. 그러나 저는 다리를 꽈도 괜찮다고 생각하는데, 대신에 이때는 5분 간격으로 꼬는 방향을 바꿔주세요. 그러면 근육에 가해지는 부담이 분산됩니다.

장시간의 회의로 계속 앉아 있어야 하는데 바른 자세로 앉아 꼼짝도 하지 않는 사람과 다리를 꼬는 등 꼼지락꼼지락 움직이는 사람이 있다고 가정해 봅시다. 어느 쪽이 몸에 통증이 생길 가능성이 높을까요? 바로 올바른 자세로 앉아 전혀 움직이지 않는 사람입니다. 근육을 계속 혹사하고 있기 때문이죠. 꼼지락꼼지락 산만하게 움직이는 사람은 움직이면서 근육에 가는 부담을 분산시키고 있는 것입니다. 그래서 오히려 통증이 잘 생기지 않습니다. 올바른 자세로 앉는 건 좋지만, 힘들어지면 힘을 빼고 앉고, 다리를 꼬았으면 계속 같은 쪽만 꼬지 말고 방향을 바꾸도록 합시다.

❙ 힘들면 긴장을 풀고, 쉬고 난 후에는 다시 등을 쫙 편다.

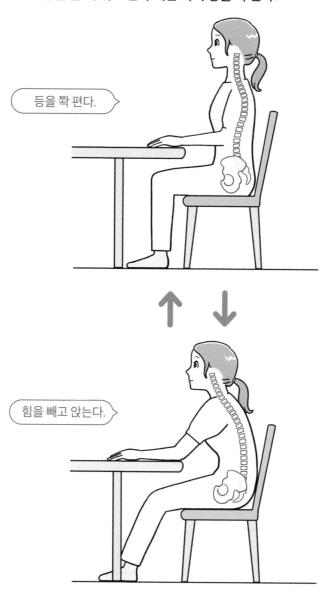

등을 쫙 편다.

힘을 빼고 앉는다.

5장

낮에 누워 있는 시간이 중요하다!

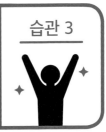

집에 있을 때든 일하고 있을 때든 누울 수 있는 장소와 환경만 갖춰져 있다면 낮에 잠깐이라도 누워 있는 게 좋습니다. 이때 위를 보고 누워야 합니다.

하루 중 밤에 자는 시간을 제외하고 누워 있는 시간을 갖는 일은 매우 중요합니다. 누우면 머리를 지탱하며 똑바로 서 있는 척추와 허리로 가는 부담이 사라져 근육을 쉬게 할 수 있기 때문입니다.

새우등인 사람이 구부정한 자세로 하루종일 앉아만 있으면 척추와 허리에 계속 큰 부담이 가고, 어깨결림이나 등, 허리 통증으로 이어질 수 있습니다.

70살이 넘는 환자 가운데 좀처럼 요통과 좌골신경통이 낫지 않는 분들의 이야기를 들어 보면, 어린 시절 부모로부터 "낮에 눕지 마라"는 말을 듣고 자란 분이 꽤 많습니다. 그 영향인지 모르겠지만, 고령자 중에는 낮에 눕는 건 게으름의 표본이며 해서는 안 되는 행동이라고 굳게 믿고 있는 분이 많습니다.

때때로 "곧 80세가 되는 부모님이 등이 굽으셔서 허리가 아프다고 하시는데, 집에서 간단히 할 수 있는 요통 완화에 좋은 운동이 있을까요?" 하는 상담을 받을 때가 있습니다.

그러면 나는 제일 먼저 "낮에 천장을 보고 누워서 등을 펴주기만 해도 통증이 나아집니다"라고 조언하는데, 이렇게 말해도 고령자일수록 낮에는 좀처럼 눕지 못하는 경향이 강합니다.

따라서 2장에서 소개한 페트병 스트레칭도 할 겸 낮에 누워 있어 보면 어떨까요?

- 굽은 목 … 52쪽
- 굽은 등 … 72쪽
- 굽은 허리 … 78쪽

게을러 보일까 봐 눕지 못하고 앉아만 있기를 고수하는 사람도 스트레칭의 일환이라면 저항감 없이 누울 수 있지 않을까요?

요통 완화를 위해서라도 계속 앉아 있지 말고 똑바로 누워 있는 시간을 만들기 바랍니다.

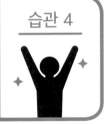

뒤척임이 편한 침구 고르기

"베개나 매트리스는 어떤 걸 골라야 몸에 좋나요?"라는 질문을 자주 받습니다.

답은 '뒤척일 때 편한가'입니다.

뒤척임은 우리 몸에 매우 중요합니다. 뇌와 몸의 피로 회복을 위해서는 수면이 필요한데, 잘 때 뒤척이지 않으면 몸의 피로가 풀리지 않습니다. 또 같은 자세로 장시간 잠을 자면 허리에 부담이 갑니다. 또 혈액 순환이 나빠져 근육이 뭉치거나 통증이 생기기도 합니다. 따라서 뒤척임이 편한 침구를 고르는 일은 매우 중요합니다.

베개는 매트리스나 바닥 매트와 목 사이에 생기는 틈(사람에 따라 다르지만 대개 1~6cm)을 메꿔 목과 어깨로 가는 부담을 줄여주는 역할을 합니다.

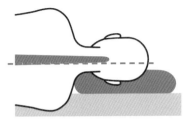

베개는 목과 등줄기가 일자가 되는 높이가 이상적이다.

베개가 이 틈을 제대로 메꾸지 못하면 호흡이 힘들어져 숙면이 방해받는 원인 중 하나가 됩니다. 따라서 베개는 이 틈을 메꿀만한 높이여야 하고 조금 단단한 것이 좋습니다. 베개의 높이는 뒤척이다가 몸이 옆을 향했을 때 목과 등줄기가 일자가 되고 콧날 라인이 가슴 한가운데에 오는 높이가 이상적입니다. 베개가 너무 낮으면 옆으로 누워서 잘 때 목이나 어깨가 아플 수 있습니다.

베개는 되도록 평평해야 뒤척이기 편합니다. 베개 가운데가 낮고 양옆이 솟아 올라온 베개나 정수리부터 목에 걸쳐 경사가 있는 형태의 베개는 뒤척이기 힘듭니다.

그럼 매트리스는 딱딱하다고 느껴지는 고탄력이 좋을까요? 폭신한 저탄력이 좋을까요? 이것은 개인의 상황에 따라 다릅니다.

척추관 협착증이나 미끄럼증 때문에 통증이 있어서 옆으로만 자야 하는 사람에게는 저탄력을 추천하기도 합니다. 고탄력 매트리스는 옆으로 잘 때 어깨나 골반 측면에 쉴 새 없이 압박이 가해져서 자는 동안 계속 부담이 가기 때문입니다.

요통 등의 증상이 없는 사람에게는 허리나 어깨를 위해 침대는 고탄력 매트리스, 이불은 너무 푹신하지 않은 이불을 추천합니다.

저탄력은 몸을 밀어 되돌리는 반발력이 약하기 때문에 몸이 가라앉아 뒤척이기가 어렵습니다. 반대로 고탄력 매트리스는 몸을 밀어 되돌리는 반발력이 강해서 뒤척이기 편합니다.

맨 바닥에 앉지 않기

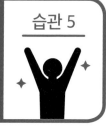

바닥에 앉는 습관은 되도록 피하면 좋은 생활 습관입니다. 정좌를 하면 허리가 펴지지만, 장시간 정좌를 하고 있기란 좀처럼 쉽지 않습니다. 처음에는 정좌를 하고 앉아 있다가도 시간이 지날수록 힘들어져 다리를 모으고 옆으로 앉게 되고 그러다 그 자세로 쭉 앉아 있게 되는 경우가 많습니다.

옆으로 다리를 모으고 앉으면 골반이 한쪽으로 치우쳐서 등이 둥글게 말리기 쉽습니다. 또 다리와 다리 사이에 엉덩이가 오도록 앉는 'W자 앉기'도 턱이 나오고 등이 구부러지는 경향이 있습니다. 책상다리도 상반신이 앞으로 기울기 일쑤라 새우등이 될 가능성이 큰 자세입니다.

이 중에서도 가장 좋지 않은 건 TV 앞에 앉는 것입니다.

대부분의 가정에서 TV는 TV 받침대 위에 놓습니다. 바닥에 앉아 받침대 위의 TV를 보면 TV 화면이 자기 눈높이보다 더 높습니다.

그러면 고개를 치켜들어 화면을 봐야 하기 때문에 턱이 올라가 등이 구부정한 자세가 됩니다. 이것이 습관화되면 새우등의 원인이 됩니다.

TV뿐 아니라 장시간 무언가를 볼 때 **자신의 눈높이보다 위에 있는 것을 계속 응시하는 것은 좋지 않습니다.**

이러한 이유에서 바닥에 앉는 습관은 피하는 것이 좋지만, 바닥에 앉는 걸 좋아하거나 어쩔 수 없이 좌식 중심의 생활을 하는 사람도 있을 수 있습니다.

이럴 때는 **목욕 수건이나 쿠션을 활용해 보세요.**

정좌를 할 때는 목욕 수건을 접어 엉덩이 밑에 깔고 앉습니다. 책상다리를 할 때도 목욕 수건이나 쿠션을 엉덩이 밑에 깔고 앉으세요. 그러면 엉덩이 위치가 올라가 골반을 세우기 쉽습니다.

기본적으로는 바닥에 앉지 말라고 하고 싶지만, 어쩔 수 없이 앉아야 한다면 더 좋은 자세로 앉도록 해야 합니다.

애당초 앉는 자세는 서 있는 자세보다 허리에 더 부담이 갑니다. 앉으면 편하다고 생각하는 것은 양다리에 부담이 가지 않기 때문입니다. 서 있을 때 다리에 가해지던 부담이 앉았을 때 어디로 갈까요?

정답은 허리뼈입니다. 서 있을 때 허리뼈가 받는 부담을 100이라고 하면, 앉았을 때 받는 부담은 140이라고 합니다.

의자에 앉든 바닥에 앉든, 앉은 자세는 허리에 부담이 가는 자세임을 기억해 둡시다.

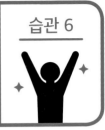

'약간 모자른 듯' 먹기

　서장에서 언급했듯이 새우등으로 등이 둥글게 말리면 내장을 압박해 위장 장애를 일으킵니다.

　그런데 그 반대의 경우도 있습니다. 과식이나 과음, 과도한 다이어트 등으로 위장이나 간 기능이 나빠지면, 이것 때문에 점점 새우등으로 변하기도 합니다.

　위장 기능이 나빠지면 복부 팽만감이나 위통, 변비, 설사 등 다양한 복부 관련 문제가 발생합니다. 또 간 기능이 떨어지면 권태감이나 나른함, 만성 피로 등의 증상이 나타납니다.

　이러한 이상 증상과 새우등이 무슨 연관일까요?

　사람은 약한 부분이 있으면 자연스럽게 그것을 감싸는 자세를 취하려고 합니다. 위 통증이나 위화감이 있으면 불쾌한 증상을 완화하려고 배를 눌러 등을 구부린 자세를 취하게 되는 것이죠.

　또 간 기능 저하로 피곤하거나 나른하면 등을 쫙 펴고 있기가 힘들어서 자연스럽게 힘을 빼고 축 늘어져 있는 시간이 많아집니다.

등을 구부리거나 축 늘어져 있는 등 나쁜 자세가 일상화되면 점점 새우등으로 변합니다.

따라서 평소 위나 간에 부담을 주지 않는 식사로 내장 기능이 최적의 상태를 유지하도록 하는 게 중요합니다.

위장 부담을 줄이기 위해서는 과식하지 않게끔 의식적으로 '약간 모자란 듯' 먹고 되도록 식사를 천천히 하세요. 빨리 먹으면 포만감을 덜 느껴 자기도 모르게 과식하게 됩니다.

천천히 먹어야 적은 양을 먹어도 포만감이 생겨서 과식을 피할 수 있습니다. 천천히 식사하기 위해서는 TV를 보거나 대화를 즐기며 먹는 등 소위 '무언가를 하며 먹는 것'을 추천합니다.

간 기능을 정상으로 유지하기 위해서는 간세포의 회복을 촉진하는 타우린이라는 물질이 다량 함유된 음식을 섭취하세요 . 타우린은 조개류나 등 푸른 생선, 대두 등에 풍부합니다.

위나 간 기능 장애를 예방하기 위해 기름진 메뉴는 피하는 게 좋습니다. 전통 음식 중심의 영양 균형이 잡힌 식사를 하는 게 중요하다는 사실을 꼭 기억하기 바랍니다.

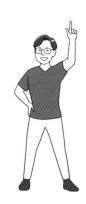

맺음말

새우등의 근본 원인은 오랫동안 이어진 잘못된 자세라고 해도 과언이 아닙니다. 스마트폰이나 TV를 볼 때, 책상에 앉아 업무를 할 때, 요리할 때 등 계속 고개를 숙인 채 등을 구부리는 꾸부정한 자세가 새우등을 만듭니다.

따라서 새우등은 수술이나 투약으로 치료할 수 있는 질환이 아닙니다. 자신만이 자기의 몸을 치료할 수 있지요. 잘못된 자세로 인해 굳어진 근육을 풀고 약해진 근력을 회복하는 등 생활 습관을 고치면 새우등은 개선됩니다. 이 책에서 소개한 스트레칭과 근력 운동을 매일 꾸준히 하시기 바랍니다. 한 달 정도만 지나면 점점 등이 곧게 펴질 테고, 더불어 새우등이 원인이었던 목과 어깨의 결림, 요통과 다리 저림도 완화될 것입니다.

하지만 '정말 통증과 저림 같은 괴로운 증상이 사라질까?' 하고 불안해 하는 분들도 계시리라 생각됩니다. 이러한 불안을 없애고 지속적인 스트레칭을 격려하고자 제가 원장으로 있는 정체원에서 통증이 완화된 경험이 있는 환자의 체험담을 소개합니다.

"정체원에서 가르쳐 준 간단한 체조를 했더니 자세가 점점 좋아져서 뻐근했던 요통이 사라졌어요. 만성적인 목·어깨결림도 점점 좋아지고 있습니다."(52세·여성)

"새우등 때문에 나이 들어 보이고, 허리에도 둔하고 무지근한 통증이 있었는데 체조를 꾸준히 했더니 주위에서 자세가 좋아졌다는 말을 많이 들어요."(58세·여성)

"책상 업무를 오래 했더니 요통이 심해졌어요. 스스로 느끼기에 자세가 나쁜 것 같아 근본적인 치료를 원하던 참이었습니다. 눈에 띄게 엉덩이와 다리가 개운해졌어요."(24세·여성)

희망을 잃지 않은 사람은 기적 같은 회복을 경험하기도 합니다. 이것은 제가 수많은 환자를 치료하며 실감한 것이지요.

지금 당장은 새우등과 컨디션 난조로 힘들지라도 반드시 좋아진다는 믿음을 가지고 꾸준히 해보시기 바랍니다. 등이 쫙 펴져서 나이보다 젊고 생기 넘치는 자세로 건강한 하루하루를 보내는 날이 반드시 오리라 확신합니다.

시라이 텐도

누운 김에 스트레칭

초판 1쇄 인쇄 2024년 11월 11일
초판 1쇄 발행 2024년 11월 18일

지은이 시라이 텐도
옮긴이 조사연
펴낸이 유정연

이사 김귀분
책임편집 황서연 **기획편집** 조현주 신성식 유리슬아 서옥수 정유진 **디자인** 안수진 기경란
마케팅 반지영 박중혁 하유정 **제작** 임정호 **경영지원** 박소영

펴낸곳 흐름출판(주) **출판등록** 제313-2003-199호(2003년 5월 28일)
주소 서울시 마포구 월드컵북로5길 48-9(서교동)
전화 (02)325-4944 **팩스** (02)325-4945 **이메일** book@hbooks.co.kr
홈페이지 http://www.hbooks.co.kr **블로그** blog.naver.com/nextwave7
출력·인쇄·제본 삼광프린팅(주) **용지** 월드페이퍼(주) **후가공** (주)이지앤비(특허 제10-1081185호)

ISBN 978-89-6596-668-5 03510